Kohlhammer

Ratgeber im W. Kohlhammer Verlag

Hermann Delbrück
- *Bauchspeicheldrüsenkrebs*
- *Brustkrebs*
- *Chronische Leukämien*
- *Darmkrebs*
- *Eierstockkrebs*
- *Ernährung für Krebserkrankte*
- *Knochenmark- und Stammzelltransplantation nach Krebs*
- *Krebsschmerz*
- *Künstlicher Darmausgang nach Krebs*
- *Lungenkrebs*
- *Magenkrebs*
- *Non-Hodgkin-Lymphome*
- *Plasmozytom/Multiples Myelom*
- *Prostatakrebs*

Ewald Becherer/Adolf Schindler
- *Endometriose*

Gian Domenico Borasio/Ingeborg Maria Husemeyer
- *Ernährung bei Schluckstörungen*

Jürgen Claus/Gerhard Blümchen
- *Vor und nach einer Herzoperation*

Gerhard Hiendlmayer
- *Gerinnungshemmer*

Sabine Morgan
- *Wenn das Unfassbare geschieht – vom Umgang mit seelischen Traumatisierungen*

Freya Reinhard/Jens J. Kirsch
- *Hämorriden und der kranke Enddarm*

Peter Reisky
- *Osteoporose*

Anke Rohde
- *Rund um die Geburt eines Kindes: Depressionen, Ängste und andere psychische Probleme*

Markus Stücker/Stefanie Reich/Peter Altmeyer
- *Venenerkrankungen*

Tewes Wischmann/Heike Stammer
- *Der Traum vom eigenen Kind*

Jürg Kollbrunner

Stottern ist wie Fieber

Ein Ratgeber für Eltern von kleinen Kindern,
die nicht flüssig sprechen

unter Mitarbeit von
Sandra Fritschi, Eberhard Seifert
und Alexander Zimmermann

Verlag W. Kohlhammer

Dieses Werk einschließlich aller seiner Teile ist urheberrechtlich geschützt. Jede Verwendung außerhalb der engen Grenzen des Urheberrechts ist ohne Zustimmung des Verlags unzulässig und strafbar. Das gilt insbesondere für Vervielfältigungen, Übersetzungen, Mikroverfilmungen und für die Einspeicherung und Verarbeitung in elektronischen Systemen.

Die Wiedergabe von Warenbezeichnungen, Handelsnamen oder sonstigen Kennzeichen in diesem Buch berechtigt nicht zu der Annahme, dass diese von jedermann frei benutzt werden dürfen. Vielmehr kann es sich auch dann um eingetragene Warenzeichen oder sonstige gesetzlich geschützte Kennzeichen handeln, wenn sie nicht eigens als solche gekennzeichnet sind.

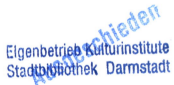

1. Auflage 2005

Alle Rechte vorbehalten
© 2005 W. Kohlhammer GmbH Stuttgart
Umschlag: Data Images GmbH
Gesamtherstellung:
W. Kohlhammer Druckerei GmbH + Co. KG, Stuttgart
Printed in Germany

ISBN 3-17-018453-9

Inhalt

Vorwort und Dank 9
Hinweis für Fachleute 10
Einleitung 11

1 Stottert Ihr Kind? 15

2 Was ist Stottern? 18

   Zur Geschichte der Stotterforschung 19
   Stottern als psychosomatisches Geschehen 24
   Eine emotionale Ausdruckshemmung 28
   Aus der Kindheit stammende Verhaltensknoten
   der Eltern 35
   Erziehungseinflüsse, welche das Kind verwirren
   können 47
   Auswirkungen auf das Kind 51
   Auslöser ... und warum die Geschwister nicht stottern 59
   Eine Definition des Stotterns 61
   Die positive Kraft von Schuldgefühlen 62
   Das Drei-Generationen-Verständnis 71

3 Was können Sie als Eltern tun? 76

3.1 Das Gespräch mit einem Erwachsenen Ihres Vertrauens 78

3.2 Rechtzeitige Abklärung 79
Zeichen, die auf ein ernsthaftes Problem hinweisen könnten 80
An wen Sie sich wenden können 81
Auf was Sie achten können 83
Was Sie von einer Abklärung erwarten dürfen 84
Wie eine eventuell notwendige Therapie aussehen könnte 86
Wie therapiebegleitende Elterngespräche verlaufen könnten 87
Wie eine Therapie helfen könnte 89

3.3 Ihre Reaktionen aufs Stottern verbessern 91
Wenn Ihr Kind ins Stottern gerät und Sie Zeit haben 91
... Wenn Sie aber gerade keine Zeit haben 92
Wie sich Partner unterstützen können 93
Sollten Sie mit ihrem Kind übers Stottern sprechen? . 94
Allgemein hilfreich ist 95
Weniger hilfreich ist 98

3.4 Ursachen verändern 100
Mit wem könnten Sie über Ihre Familie sprechen? ... 100
Das Hilfsmittel »Familien-Soziogramm« 101
Wer bremst oder dämpft wann welche Gefühle? 103
Wie wird in der Familie auf »böse Worte« reagiert? .. 103
Wann haben Sie sich in Ihrer Kindheit gekränkt gefühlt? 104
Was wissen Sie über Ihre Schuldgefühle? 104
Wie erfüllt fühlen Sie sich im Familienleben? 105
Lob, Dank und Perfektionismus 105

Inhalt 7

Wie gut können Sie Ihre Kinder loslassen? 105
Meinungsverschiedenheiten und Streit 106
Wie viel zu lachen gibt es in Ihrer Familie? 107
Schließlich: Eine kleine Rede zur elterlichen Ungeduld
mit sich selbst 107

3.5 **Sich weiter informieren** 109
Informationsquellen mit Fachkompetenz 109

Buchempfehlungen für Kinder 110

Buchempfehlungen für Erwachsene 111
– zum Umgang mit kindlicher Wut und Aggression . 111
– zur Psychodynamik des Stotterns 112
– zur logopädischen Spieltherapie 115
– zur Entwicklung von Kindern 115
– zur Persönlichkeitsentwicklung 116
– zur Ablösung von den Eltern 118
– zu Liebe, Partnerschaft und Familie 118
– zu Kommunikation und Wirklichkeit 120

**4 *Erste Reaktionen von betroffenen
Leserinnen und Lesern*** 122

Eine Bitte zum Schluss des Buches 135

Stichwortverzeichnis 136

Notizen – Gedanken – Beobachtungen 141

Vorwort und Dank

Die therapeutische Zusammenarbeit mit stotternden Vorschulkindern und ihren Eltern ist bereits seit vielen Jahren ein Schwerpunktthema an der Stimm- und Sprachabteilung der Universitäts-HNO-Klinik des Inselspitals in Bern. Unter der Leitung von PD Dr. med. Eberhard Seifert konnte vor drei Jahren mit der Gründung einer Projektgruppe »Stottern« die Erforschung dieses Bereichs und die gezielte Umsetzung neuester Erkenntnisse in die klinische Praxis noch intensiviert werden. Die Ergebnisse dieser Arbeit wurde für Fachleute bereits in einem Buch präsentiert (Kollbrunner 2004).

Da unser Ansatz zum Verständnis und zur Therapie des Stotterns stark auf die partnerschaftliche Zusammenarbeit mit den Eltern stotternder Vorschulkinder ausgerichtet ist, lag der Gedanke nahe, ein kleines Buch zur Information der Eltern zu schreiben. Ein solches könnte diesen helfen zu entscheiden, wann sie welche Art von Unterstützung wo suchen wollen, wenn sie merken oder befürchten, dass ihr Kind stottert oder ein chronisches Stottern entwickeln könnte. Zudem bietet ein solches Buch die Chance, den Eltern Hinweise auf die vielen Möglichkeiten zu geben, welche sie selbst haben, um das familiäre Zusammenleben so zu gestalten, dass kindliches Stottern oder andere psychosomatische Beschwerden weniger entstehen müssen oder wieder verschwinden können.

Den Mitgliedern der Projektgruppe »Stottern« möchte ich großen Dank aussprechen: PD Dr. Eberhard Seifert, dem Phoniater und Leiter der Abteilung, der Diplomlogopädin Sandra Fritschi und dem Diplomlogopäden Alexander Zimmermann. Nur durch optimale gegenseitige Unterstützung ist dieser Ratgeber wie auch das ihm zugrunde liegende Fachbuch möglich geworden. Elisabeth und Sabine danke ich für die wertvollen Diskussionen und die »Korrekturhilfe«. Ganz besonderer Dank gebührt schließlich den sieben Müttern und sechs Vätern stotternder Kinder, der Mutter, deren Kinder nicht stottern und der erwachsenen stotternden Frau, die alle das Manuskript gelesen haben und mit ihren Erfahrungsberichten sowie ihrer konstruktiven Kritik das Buch wesentlich bereichert haben.

Bern, im Mai 2004 *Jürg Kollbrunner*

Hinweis für Fachleute

(für LogopädInnen, LehrerInnen, ÄrztInnen, PsychologInnen, PädagogInnen):

Wenn Sie als Fachperson diesen Ratgeber Eltern stotternder Kinder zur Lektüre empfehlen, hat dies eine andere Wirkung, als wenn die Eltern von sich aus in einer Buchhandlung, im Internet oder durch Bekannte auf das Buch aufmerksam werden. Eine Empfehlung von Ihnen wirkt verpflichtender und führt manchmal nicht zu einer echten Wahl der Eltern. Deshalb möchten wir Ihnen vorschlagen, betroffene Eltern zuerst darüber zu informieren, dass es verschiedene Ansätze zur Behandlung des Stotterns gibt (solche, die das Stottern direkt zu verändern versuchen und solche, die mit den Eltern zusammen die Veränderung von ursächlichen Faktoren anstreben). Es scheint uns sinnvoll, diesen Ratgeber nur jenen Eltern zu empfehlen, die sich an psychosomatischen und familiendynamischen Zusammenhängen interessiert zeigen.

Einleitung

Liebe Eltern,

dieser Ratgeber stützt sich auf die Theorie und Praxis der »Dynamischen Stottertherapie«, wie sie an der Stimm- und Sprachabteilung der Universitäts-HNO-Klinik des Inselspitals in Bern praktiziert und entwickelt wird. Die Sichtweise des »Berner-Teams« ist von der Erfahrung geprägt, dass viele kindliche Stimm-, Sprech- und Sprachstörungen, wie zum Beispiel das Stottern, auch Symptome (Zeichen) eines familiären Ungleichgewichts sind, und es deshalb nicht sinnvoll ist, allein die störenden Zeichen zu korrigieren. Erst wenn die zwischenmenschlichen Ursachen der kindlichen Störungen von Stimme, Sprache und Sprechen erkannt werden, ist es möglich, ursächliche Hilfe anzubieten.
Andere Fachleute sind da anderer Meinung. Das bedeutet für Sie: Wenn Sie denken, dass die Sprechunflüssigkeiten Ihres Kindes

- in ihrer Entstehung nichts mit der Geschichte und Lebensweise Ihrer Familie und Ihnen als Eltern zu tun haben kann,
- dass Stottern ein Problem sein muss, das vererbt wird, oder das ausschließlich aus einer minimalen Hirnschädigung entstanden sein muss
- und deshalb ihr Kind nur die richtigen Sprechübungen benötigt,

dann sind sie mit einem anderen Elternratgeber besser bedient.
Im vorliegenden Elternratgeber wird aufgezeigt, wie Eltern an der

Entstehung des kindlichen Stotterns mitbeteiligt sein können, aber auch, wie viele Möglichkeiten sie haben, um ihr Kind in seiner freien sprachlichen und nichtsprachlichen Ausdrucksfähigkeit zu unterstützen. Die Auseinandersetzung mit einer solchen Sichtweise kann befreiend wirken, ist teilweise aber auch schmerzhaft. Sie konfrontiert zum Beispiel mit eigenen Schuldgefühlen und Schuld sowie mit der Frage nach der Schuld der eigenen Eltern. Oder sie wirft die Frage nach wenig bewussten Ängsten (des Kindes, der Eltern, der Großeltern) und deren Auswirkungen auf die Familiengeschichte auf. Auch Fragen nach der Harmonie in der Familie (wann ist sie echt, wann sollte sie durch Auseinandersetzung – vielleicht sogar Streit – neu errungen werden) sind unbequem. Aber es sind eben Fragen, die zu stellen es sich lohnt, wenn ein Mitglied der Familie an psychosomatischen Beschwerden zu leiden beginnt, sei es nun in der Form von Stottern, Bettnässen, häufigem unerklärlichem Bauchweh oder Kopfweh, einer hartnäckigen Allergie oder einer sogenannten »Verhaltensstörung«. Letztlich sind es ja wichtige Fragen des Lebens, die eigentlich auch in Familien, in welcher niemand psychosomatisch erkrankt ist, von Zeit zu Zeit diskutiert werden sollten. Denn ernsthafte Probleme tauchen gelegentlich in jeder Familie auf, auch wenn wir uns manchmal zu unserer Beruhigung vorzumachen versuchen, wirkliche Probleme hätten nur die anderen.

Eltern zu sein ist eine anspruchsvolle Aufgabe, in welche die meisten von uns relativ unvorbereitet hineinrutschen. Wir haben zwar unsere Vorstellung davon, wie wir die Elternrolle ausüben möchten – was wir sicher tun und was wir sicher nicht tun wollen –, aber die konkreten Wege, die zu unseren Zielen führen, sind uns zunächst wenig bekannt. Sie müssen mit viel »Versuch und Irrtum« herausgefunden werden. Unter solchen Bedingungen ist es unumgänglich, dass wir Fehler machen, und zwar nicht selten. Wir spüren unsere Liebe zu den Kindern, setzen uns für ihr Wohl ein, aber erkennen zum Beispiel nicht, wenn eine gut gemeinte Handlung unsererseits beim Kind etwas ganz anderes bewirkt, als wir gemeint haben. Oder wir bemerken erst sehr spät, dass eine von uns dem Kind gesetzte Grenze zu eng oder zu weit

Einleitung

war, so dass sich das Kind beengt oder orientierungslos fühlen musste. Eltern sein bedeutet deshalb auch, einverstanden damit zu sein, dass man gerade auch in dieser Rolle nie alles richtig oder optimal machen kann.

Und noch etwas: In unserer Elternarbeit haben wir die eindrückliche und befriedigende Erfahrung gemacht, dass in allen Eltern eine Vielzahl von positiven Kräften wirken, die offen erkennbar sind oder schlummernd darauf warten, zum Ausdruck zu kommen. Die Möglichkeit, sich mit Problemen konstruktiv auseinander zu setzen ist deshalb auch bei allen Eltern gegeben.

Ob Ihr Kind stottert oder nicht: Die Tatsache, dass Sie gerade jetzt diese Zeilen lesen, ist ein Zeichen dafür, dass Sie Ihre Rolle als Eltern ernst nehmen und sich besonders stark um das Wohl Ihres Kindes oder Ihrer Kinder kümmern. Wenn Sie sich mit diesem Ratgeber in eine neue Runde der Auseinandersetzung mit Ihrer Elternrolle hineinwagen, vergessen Sie deshalb das Folgende nicht: Sie haben garantiert bis heute sehr viel Gutes für Ihre Kinder getan und sie in ihrer Entwicklung mit viel Einsatz unterstützt.

1 Stottert Ihr Kind?

Vielleicht ist es Ihnen gefühlsmäßig bereits klar, dass Ihr Kind stottert. Vielleicht sind Sie sich aber darüber noch nicht sicher: Sie sind nur ein wenig beunruhigt darüber, dass Ihr Kind seit einer gewissen Zeit einige Worte oder Wortanfänge mehrmals wiederholen muss, bis es ihm gelingt, sich so auszudrücken, wie es möchte. Oder dass es an einem Buchstaben (Laut) hängen bleibt und sich offensichtlich anstrengen muss – man sieht es an seinem verkrampften Gesicht, manchmal sogar an einer Anspannung des ganzen Körpers – bis es das Wort herausbringt. Zwar überhaupt nicht immer. In vielen Situationen spricht Ihr Kind fließend, aber immer wieder ergeben sich Momente, in welchen es gehemmt wirkt. Sie machen sich allmählich Sorgen, ob diese Phase, durch welche wahrscheinlich viele Kinder hindurchgehen, denn auch wirklich bald zu Ende sein wird. Sie befürchten, Ihr Kind leide unter der zeitweiligen Redeflussstörung und auch, dass es ausgelacht werden könnte. Vielleicht haben Sie Ihrem Ehepartner, Ihrer Ehepartnerin oder einem anderen vertrauten Menschen schon von Ihrer Besorgnis berichtet. Vielleicht haben Sie aber bisher gezögert, davon zu sprechen, weil Sie doch nicht aus einer Mücke einen Elefanten machen wollen. Vermutlich sind Sie auch unsicher darüber, ob Sie mit ihrem Kind direkt darüber sprechen sollten, z.B. es fragen, wie es sich fühle, wenn es ein Wort nicht herausbringt. Sie wollen ja keine schlafenden Hunde wecken und womöglich durch übertriebene Sorge ein Problem aus etwas machen, wo keines ist. Wahrscheinlich haben Sie aber schon einige Male sanft versucht, dem Kind zu helfen, wenn es in seinem Redefluss stecken blieb. Sie haben es freundlich aufgefordert, sich doch zu beruhigen oder in Ruhe den eben abgebrochenen Satz noch einmal zu beginnen. Vielleicht haben Sie auch mal ein Wort, das Sie schon erraten haben, an Stelle des Kindes ausgesprochen. Sie haben sich auch schon bemüht, Ihrem Kind besonders aufmerksam zuzuhören, oder ihm überhaupt ein Stück mehr Aufmerksamkeit zu widmen. Aber mit mäßigem Erfolg. Und da gibt es noch die hektischen Momente im Familienleben: Wenn man endlich vorwärts machen möchte, weil doch das Essen auf den Tisch muss, oder der Besuch bei den Großeltern nicht schon wieder zu einem Wettlauf werden soll oder ein Termin drängt, den man nicht einfach verschieben kann. Dann kann man sich über ein Kind, das etwas will, dies aber nur kompliziert und langsam ausdrücken kann, schon mal aufregen: »Wart jetzt doch!«, »Ich hab jetzt keine Zeit« oder vielleicht auch (mit Ärger in der Stimme) »Kannst du nicht einfach in einem kurzen Satz sagen, was du willst!« ist dann schnell mal gesagt. Und wenn Ihnen solches auch schon geschehen ist, fühlen Sie sich danach nicht gut. Nicht dass da gerade Schuldgefühle aufkommen ... aber manchmal doch. Es ist ja auch ärgerlich: Wenn Sie mit wirklich viel Einsatz jeden Tag (und nicht selten auch nachts) dafür sorgen, dass vieles in der Familie rund läuft und Sie Ihrem Kind Geborgenheit, Nähe, Anregung und vieles mehr bieten, ist es irgendwie nicht gerecht, wenn Ihr Kind Sie mit einem solchen – vielleicht kleinen aber jedenfalls unangenehmen – Problem konfrontiert. Und die Tatsache, dass ein Redeflussproblem auch von Menschen außerhalb der Familie wahrgenommen wird, vereinfacht die Sache nicht. Macht da jemand Anspielungen? Oder gar Vorwürfe? Bekommen Sie gute Ratschläge? Oder denken sich die anderen nur still ihre Sache?

Die meisten Kinder haben im Verlauf ihrer Sprachentwicklung Momente, in welchen sie ins »Stolpern« oder ins rasche Wiederholen einzelner Worte oder Silben geraten, besonders in Situationen, welche ihre Gefühle aufwühlen. Bei nicht wenigen (vielleicht 10 % aller Kinder) entstehen daraus kurze Phasen von Sprechunflüssigkeiten (ein, zwei Wochen), welche sich bei den meisten von selbst wieder verflüchtigen (oder weil die Eltern spontan günstig auf die Unflüssigkeiten reagieren). Etwa 5 % aller Kinder werden jedoch zu chronisch Stotternden. Diese Zahl mag erschreckend hoch erscheinen, relativiert sich aber in ihrer Bedeutung, wenn man bedenkt, dass »nur« etwa 1 % aller Erwachsenen chronisch Stotternde sind. Das bedeutet nämlich: Kinder, die zu stottern beginnen, haben eine gute Chance, mit Therapie (vielleicht auch ohne) ihr Stottern wieder zu verlieren.

2 Was ist Stottern?

Falls Sie Geduld und Zeit hätten, in der modernen Fachliteratur nachzulesen, was denn Stottern sei, kämen Sie schnell ins Staunen. Es gibt kaum ein menschliches Problem, das seit mehreren hundert Jahren so ausführlich erforscht worden ist wie das Stottern, und trotzdem scheint es auch heute noch kaum nützliche Forschungserkenntnisse zum Stottern zu geben. Unzählige renommierte Forscher behaupten, über die Ursachen des Stotterns wisse man noch nichts Genaues. Allerdings wird in den letzten paar Jahren von vielen Fachleuten eine Art Einigkeit im Wissen ums Stottern behauptet, aber genau betrachtet ist es eine Einigkeit im Nichtwissen: Stottern sei »idiographisch« zu verstehen und das bedeute, die Gründe, warum Menschen zu stottern beginnen, seien bei jedem Menschen anders. Also könne man nichts Allgemeines übers Stottern aussagen. Zwar haben verschiedene Stotterforscher hilfreiche Teilansätze zur Behandlung Stotternder entwickelt[1] und einzelne Experten auch wertvolle Erklärungen zur Entstehung des Stotterns geliefert[2].

---

1 z.B. Van Ripers und Johnsons »Nicht-Vermeidens-Strategie«, Sheehans »Rollen-Konflikt-Theorie« oder Starkweathers »Anforderungs-Kapazitäten-Modell«.
2 z.B. der Gesprächspsychotherapeut Wendlandt, der »kognitive Verhaltenstherapeut« Westrich, der Affektforscher Krause, der Individualpsychologe Schoenaker, einige Psychoanalytiker und weitere tiefenpsychologisch oder familientherapeutisch orientierte Experten.

Aber sie blieben in der Minderheit. Die große Mehrheit der universitären Stotterforscher nahmen deren Ideen bis heute nur als Theoriebausteine auf, verharren in der »idiographischen Sichtweise« (»Jedes Stottern ist anders«), in wenig erklärenden multikausalen Ursachentheorien (»alle möglichen Ursachen sollen beachtet werden«) und empfehlen multimodale Therapien (»Alles tun, was zu nützen scheint, ohne wissen zu müssen, wie und warum es wirkt«). Wenn man von den Ursachen einer Störung nichts Genaues weiß, handelt man jedoch als Therapeut im Dunkeln. Es bleiben dann nur »Umerziehung«, »Umtrainieren« und verschiedene Formen der Verhaltenstherapie übrig: Das störende Verhalten muss einfach weg, unabhängig davon, wie es entstanden ist. Dieses offensichtliche Steckenbleiben einer ganzen Forschungsdisziplin ist wahrscheinlich einmalig. Wie konnte es entstehen? Und weshalb dauert es an? Die zwei wichtigsten Antworten auf diese Fragen handeln von den »stotternden Stotterexperten« und von der »Angst vor Schuldgefühlen«.

Zur Geschichte der Stotterforschung

Der erste moderne Stotterforscher in den USA, Lee Edward Travis, hatte sich in den 1930er-Jahren an der Universität Iowa ein Sprachlabor aufbauen können und wollte in diesem experimentell beweisen, dass Stottern aus einer unvollständig entwickelten Dominanz einer Hirnhälfte entsteht. Dazu benötigte er viele stotternde Versuchspersonen. Wo fand er diese? Am einfachsten unter den Studierenden seiner Universität. Einige der stotternden Studenten, die sich als Versuchspersonen gemeldet hatten, waren bald über die sich hier endlich entwickelnde wissenschaftliche Theorie zum Stottern so begeistert, dass sie ihr Studienfach wechselten und selbst Sprech- und Sprachexperten werden wollten. Iowa wurde als »Stotter-Mekka« bald weit herum bekannt und zog weitere stotternde junge Menschen an, die wegen ihrer Sprechbehinderung zögerten, einen anderen Studiengang zu wählen. So war es keineswegs ein Zufall, dass die beiden berühmtesten Assistenten von Travis, die später zu den größten Experten der Stottertherapie wurden – Wendell Johnson und Charles Van Riper –, selbst Stotternde waren. Auch sie benötigten weitere stotternde Studenten als Versuchspersonen und allmählich bildete sich in Iowa eine verschworene Gruppe stotternder Stotterexperten. In ihr wuchs – zunächst versteckt, dann immer offener – der Glaube, dass eigentlich nur stotternde Menschen Stotterexperten werden können. Dieser Glaube ist ein wenig verrückt, denn er entspräche ja der Idee, dass nur depressive oder schizophrene Psychiater zu guten Psychiatern, vormals Kriminelle zu guten Polizisten oder Legastheniker zu guten Lehrern werden können. Zwar ist das »Sich-einfühlen-können« in den Menschen, dem man eine Hilfe anbietet, ein wertvoller Ausgangspunkt für die Hilfeleistung, aber eine gewisse Distanz zum Problem des Hilfesuchenden ist in therapeutischen Beziehungen genau so wichtig. Der Helfer sollte ja nicht von den gleichen Kräften, die den Hilfesuchenden blockieren, auch gelähmt werden.

Falls Stottern etwas mit der Lebens- und Familiengeschichte der stotternden Menschen, mit ihren Hoffnungen und Ängsten zu tun hätte, wäre die sachgerechte Sicht auf das Problem »Stottern« bei den Experten, die selbst stottern, sehr gefährdet: Wie will man sich für bestimmte Ängste, die mit der Entstehung des Stotterns verbunden sein können, relativ sachlich, »objektiv« interessieren, wenn es dieselben Ängste sind, welche einen selbst im Stottern gefangen halten? Das geht nicht gut; da ist die Abwehr verständlicherweise zu groß. Tatsächlich haben über 60 sozialwissenschaftliche Studien seit den 1940er-Jahren gezeigt, dass Stottern wesentlich von Faktoren der sozialen Umwelt, besonders von lebensgeschichtlichen Belastungen der Eltern stotternder Kinder abhängt. Aber viele stotternde Erwachsene nehmen das nicht gern zur Kenntnis, weil sie dann den unbequemen Weg der Auseinandersetzung mit eigenen Ängsten gehen müssten. Deshalb wurde die Idee, stotternde Therapeuten seien die besten Stottertherapeuten, in den USA intensiv weiter gepflegt, wie z.b. Hood, ein junger, nicht-stotternder Sprech- und Sprachpathologe eindrücklich erfahren musste: Er war 1971 von Charles Van Riper gefragt worden, ob er bereit wäre, sich als Herausgeber eines von der SFA (»Stutter Foundation of America«) geplanten Buches zu engagieren, das als Sammlung der persönlichen Erfahrungen stotternder Stotterexperten aufgebaut wäre und den Stotternden in aller Welt Mut zusprechen könnte. Hood sagte zu und arbeitete einen Sommer lang an der Zusammenstellung des Buches. Als es dann um die Schlussredaktion ging, musste er vom Direktor der SFA hören, sein Name werde weder auf noch in dem Buch gedruckt, weil er kein Stotternder sei. Das Buch solle in keiner Weise mit Hoods Namen in Verbindung gebracht werden. Hood wehrte sich, so dass zuerst ein Kompromiss entstand (sein Name soll versteckt und in kleiner Schrift gedruckt werden) und erst nach weiterer Auseinandersetzung die einzig akzeptable Lösung gefunden war: Hoods Name wurde offen, vorne und gut leserlich gedruckt.

Noch heute sind stotternde Stotterexperten in den USA tonangebend: Schon eine nicht allzu gründliche Suche ergab 22 Namen von US-amerikanischen Universitäts-Professoren für Sprech- und Sprachpathologie, die alle Stotternde sind oder waren.

Doch auch in europäischen Ländern sind stotternde Stotterexperten stark vertreten. Zwar sind sie in akademischen Kreisen weniger anerkannt, dafür werden ihre Lehren um so stärker von der Selbsthilfe-Bewegung verbreitet: Die von der deutschsprachigen Stotterer-Selbsthilfe am häufigsten empfohlene Therapieform ist die »Naturmethode«. Ihre Pioniere, Oscar Hausdörfer, Erwin Richter und Ronald Muirden waren selbst Stotternde und haben vor dem Hintergrund ihrer je eigenen Leidensgeschichte einfache Übungsideen (viele hundert Trainingssätze) mit problematischen bis haarsträubenden psychologischen Empfehlungen kombiniert. Erwin Richter empfahl zum Beispiel zum Abbau von Kontaktschwierigkeiten: »Sprechangst einstellen (vor dem Ansprechen anderer Leute einfach fortjagen)« oder direkt das »Abtöten« der Sprechunsicherheit. Oscar Hausdörfer hatte geschrieben:

»Sie dürfen sich nie ärgern und unglücklich fühlen, auch darf Ihnen nichts peinlich und unangenehm sein; solche Worte in die Tat umgesetzt, in beharrliche Arbeit, [müssen] naturnotwendig die Empfindlichkeit für immer töten. Ihre Empfindlichkeit ist ausgemerzt, deshalb sind Sie frei. ... Sie leben in einem Paradies, wo man den Ärger nicht kennt und nur eitel Freude herrscht. ... Sie brauchen nichts können, es braucht Ihnen nichts gelingen, ich verlange nur, dass Sie sich den ganzen Tag freuen.«

Solche Anleitungen stotternder Experten zum Kampf gegen die eigene Gefühlswelt können jedoch nie zum erwünschten paradiesischen Ziel führen, viel eher führen sie zu einem Abstumpfen des Fühlens und zu endlosem Üben. Trotz diesen verschrobenen und zum Teil destruktiven Theorien ist die Naturmethode in Selbsthilfekreisen noch heute sehr beliebt.

In den vergangen zwei, drei Jahrzehnten wurden zwar interessante neue Stottertheorien entwickelt, aus dem Gebiet der Neurologie, der Linguistik und seit einigen Jahren verstärkt aus der Genetik. Aber keine dieser naturwissenschaftlichen Theorien hat bisher zu schlüssigen Ergebnissen und zu wesentlichen therapeutischen Fortschritten geführt. Offensichtlich können naturwissenschaftliche Erklärungen ohne sie verbindende psychosoziale Einsichten nicht zum Verstehen eines Problems führen, das so eng mit dem Gefühlsleben und der Lebensgeschichte der Betroffenen verbunden ist. Die stotternden Stotterexperten, die sich vehement gegen die Vorstellung der psychosozialen Verursachung des Stotterns wehren, verharren deshalb in einer Blockierung ihres Verstehens. Und viele nichtstotternde Stotterexperten – vor allem die akademischen – scheinen sich von dieser »stotternden Macht« beeindrucken zu lassen (oder haben andere Gründe, den psychologischen Erklärungsansätzen des Stotterns zu misstrauen) und betonen wie jene: Die Ursache des Stotterns ist noch nicht bekannt.

Die meisten LogopädInnen und SprachheilpädagogInnen arbeiten jedoch nicht an einer Hochschule, sondern in Ambulatorien oder in der freien Praxis. Warum haben sie sich nicht schon lange gegen die unbefriedigende Situation gewehrt, den Stotterforschern vor Augen geführt, wie sehr sie in eine Sackgasse geraten sind und von ihnen verlangt, endlich brauchbare integrative Ergebnisse zu liefern? Eine Macht der Tradition oder Hemmungen gegenüber den scheinbar klugen Hochschulexperten mögen da eine Rolle spielen. Vor allem aber ist es eine Angst vor der Auseinandersetzung mit einer ganz bestimmten Thematik, welche die Praktiker lähmt: Bei allen ganzheitlichen Erklärungsansätzen des Handelns und Erlebens von Menschen ist es nämlich notwendig, auf Biographien zurückzublicken. Die Auseinandersetzung mit Lebensgeschichten, das heißt auch, mit den hilfreichen und den behindernden Einflüssen der Eltern verschiedener Generationen auf das Leben ihrer Kinder, weckt leicht Schuldgefühle, und zwar nicht nur bei Patienten und Klienten, sondern auch bei Therapeuten und Forschern:

> Wer hat wen wann geachtet oder missachtet? Wer hegt gegen wen noch heute einen Zorn? Wer getraut sich nicht zuzugestehen, dass er als Kind manchmal unter dem Verhalten seiner Eltern gelitten hat? Wann bin ich als Mutter oder Vater nicht fair zu unseren Kindern?

Ähnlich wie die Eltern stotternder Kinder beschäftigen sich Stottertherapeuten nämlich oft mit Schuldfragen. Aber sie fürchten sich davor, diese offen anzusprechen, weil sie unbedingt vermeiden wollen, vor den Eltern beschuldigend aufzutreten: »Ihr seid mitschuldig dafür, dass Euer Kind stottert« ist doch keine hilfreiche Botschaft, denken sie. Ist es denn nicht möglich, von Schuldgefühlen oder Schuld zu sprechen, ohne zu beschuldigen? Oder auf mögliche Schuld hinzuweisen, ohne sein Gegenüber dabei zu verurteilen? Doch, beides ist möglich.
Lassen wir uns darauf ein, Stottern als psychosomatisches Problem zu betrachten, das als Zeichen eines familiären Ungleichgewichts vor dem Hintergrund der jeweiligen Familiengeschichte verstanden werden kann und damit auch ursächlicher Behandlung zugänglich wird.

Stottern als psychosomatisches Geschehen

Bei allen Erkrankungen können genetische und konstitutionelle Faktoren als Prädispositionen, das heißt als körperliche »Neigungen« in Richtung der Entwicklung des Problems, mitspielen. Bei einigen Leiden sind diese sogar entscheidend verantwortlich für das Entstehen des Problems (z. B. bei Erbkrankheiten). Andere gesundheitliche Probleme sind vorwiegend auf den Einfluss schädigender materieller Außeneinflüsse zurückzuführen (bei bakteriellen oder viralen Infektionen, bei Unfällen). Eine weitere Gruppe von Erkrankungen – die psychischen – entwickelt sich hauptsächlich im Erleben der Menschen und ist stark von Lernerfahrungen in den frühen Lebensjahren der Betroffenen abhängig. Eine vierte Gruppe gesundheitlicher Probleme ist durch eine besondere Mischung körperlicher und psychischer Faktoren ausgezeichnet: Es sind körperliche Beschwerden, hinter welchen kein organischer Defekt zu finden ist, weil sie vor allem durch psychische und soziale Faktoren entstehen und aufrechterhalten werden. Dies ist das Feld der Psychosomatik. Psychosomatik (im engeren Sinn) ist also die Lehre über die körperlichen Beschwerden ohne organischen Befund, bei denen ein verursachender seelischer oder sozialer Konflikthintergrund als wahrscheinlich anzunehmen ist.
Wenn man die folgenden fünf Besonderheiten des Stotterns erkennt, wird es offensichtlich sinnvoll, diese Störung als psychosomatische Erkrankung zu betrachten:

Bei fast allen Stotternden tritt Stottern nur in bestimmten Situationen auf und zwar hauptsächlich im Dialog mit einem sozial gleichgestellten oder als überlegen empfundenen Menschen. Wenn stotternde Kinder mit einem kleineren Kind, einem Tier (oder Stofftier) sprechen, bleibt ihr Sprechen meist vollkommen flüssig. Auch wenn sie mit sich selbst sprechen, stottern sie nicht. Wenn Stotternde bewusst eine Rolle spielen – und dadurch nicht das Risiko eingehen müssen, etwas von sich zu zeigen, was sie nicht zeigen möchten – sprechen sie auch fließend, genau so, wenn sie vorgegebene Worte in einem bestimmten Rhythmus mit einer bestimmten Melodie produzieren, das heißt: wenn sie singen. In einem vollen Wutanfall können Stotternde ebenfalls fließend sprechen. Sie fürchten aber meist den Ausdruck von Wut – genauer: die Folgen, die ein Wutausbruch haben könnte – so sehr, dass es gerade milde Grade von Ärger sind, die das Stottern massiv verstärken.

Die Bedeutung der Stottererwartung: Für viele Stotternde ist es am frustrierendsten, dass Stottern immer schlimmer wird, je mehr man versucht, es zu vermeiden. Jeder bewusste Versuch des Vermeidens verschärft die Erwartung, dass »es« doch passiert. Wie eigenständig dieser Erwartungsdruck sein kann, illustriert das Beispiel, dass ein Stotternder, der Angst vor dem Aussprechen des »f« hat, das Wort »Philipp« manchmal gut aussprechen kann, nur weil das geschriebene Wort nicht mit »f« beginnt.

Der besondere Zusammenhang zwischen der Schwere der Störung und dem Leidensdruck: Die objektive »Schwere« des Stotterns (wie sie durch einen neutralen Zuhörer beurteilt wird) ist nicht direkt mit dem Leidensdruck verbunden. Forscher konnten zeigen, dass körperliche Zeichen der Angst (wie zum Beispiel eine verstärkte Schweißabsonderung) während Stotteranfällen bei mild Stotternden stärker auftreten als bei schwer Stotternden. Die Erwartungsangst und die ständige Anstrengung, Stottern unbedingt zu vermeiden, können größere Unsicherheiten schaffen als das offene Stottern selbst.

Die Fälle dauerhafter Stotterfreiheit nach persönlichkeitsverändernden Grenzerfahrungen: Dauerhafte Stotterfreiheit wurde z. B. nach Überleben eines Flugzeugabsturzes, nach einer schweren Handverletzung durch einen Berufsunfall, nach intensiven mystischen oder religiösen Erfahrungen, aber auch nach erfolgreicher Psychotherapie festgestellt. Stotternde, die von einem Hypnotiseur überzeugt werden, nicht mehr zu stottern, können während Tagen normal sprechen.

Die Analyse der für Stotternde besonders schwer auszusprechenden Worte: Stottern geschieht häufiger auf Konsonanten als auf Vokalen. Dies wahrscheinlich nicht nur deshalb, weil Konsonanten kompliziertere Mundbewegungen erfordern, sondern auch weil die Kommunikation von Bedeutungen stärker auf Konsonanten als auf Vokalen beruht. Auch bei »Inhaltsworten« (Nomen, Verben, Adjektiven, Adverbien) tritt Stottern häufiger auf als bei »Funktionsworten« (Artikeln, Präpositionen, Konjunktionen, Hilfsverben). Offenbar ist die Intensität des Stotterns stark abhängig vom Selbstbezug dessen, was gesagt werden soll: Stotternde, die in Rollen auftreten, die vom Selbst abgelöst sind, wie zum Beispiel beim Theaterspiel, bei der Nachahmung fremder Dialekte oder in inhaltsleeren Floskeln können meist völlig flüssig sprechen; in klarem Selbstbezug, zum Beispiel beim Nennen des eigenen Namens oder bei der Verwendung selbstbezogener Worte wie »Ich« oder »mein« blockieren viele Stotternde. Oliver Bloodstein meint:

> »Das schwierigste Wort, das die meisten Stotternden je auszusprechen haben, ist ihr Name. Der übliche Vorschlag ›Machen wir eine Vorstellungsrunde‹ wirkt wie ein Blitz kalter Angst in das Herz des Stotternden. Kaum weniger schwierig ist das Aussprechen von Alter, Adresse und Telefonnummer.«

Das Stottern ist dem krankhaften **Schreibkrampf** ähnlich, bei dem sich die Hand beim Schreiben unwillkürlich zunehmend verkrampft, und zwar auch in Muskeln der Hand und des Unterarms, die beim Schreiben gar nicht benötigt werden. Andere Tätigkeiten können mit derselben Hand problemlos ausgeführt werden. Es ist leicht zu erraten, dass die Angst davor, geheime Gedanken ungewollt durch die Handschrift oder durch sich einschleichende Verschreiber zu verraten, ein wesentliches Element des Schreibkrampfes darstellt.

Eine weitere frappante Ähnlichkeit zum Stottern ist in der **Erythrophobie**, der Angst vor dem Erröten, zu erkennen. Auch sie äußert sich – wie das Stottern – nur in bestimmten sozialen Situationen; und auch sie hat genetische und physiologische

Hintergründe, die als Prädispositionen (körperliche Neigungen) verstanden werden. Im Unterschied zum Stottern wird die Erythrophobie aber klar als Neurose, eben als Phobie, verstanden und auch vor diesem Hintergrund behandelt.

Alle drei, Stottern, Schreibkrampf und Erythrophobie scheinen Versuche darzustellen, bestimmte Gedanken und Gefühle daran zu hindern, zum Ausdruck zu gelangen.

Stottern ist ein zwischenmenschliches Problem. Für die Intensität der Störung scheint die vermutete Macht des Gesprächspartners von großer Bedeutung zu sein. Drei von Joseph Sheehan berichtete Beispiele sollen diese Tatsache und andere oben erwähnte soziale Einflüsse illustrieren:

- Ein stotternder Soldat konnte nie ›Korporal‹ sagen bis er selbst einer wurde, aber auch dann stotterte er weiter auf ›Leutnant‹ und auf allen höheren Rängen.
- Eine junge stotternde Frau mit einem wenig anziehenden Gesicht aber einer attraktiven Figur berichtete von völliger Stotterfreiheit, nachdem sie einer Nudistenvereinigung beigetreten war.
- Auf dem Schreibtisch eines stotternden Arztes standen zwei Telefone. An einem sprach dieser Arzt stets flüssig, am anderen stotterte er. Das Telefon, an dem er stotterte, stammte von seinem Vorgänger, der ihn bei der Praxisübergabe betrogen hatte. Erst als der Arzt das alte Telefon durch ein neues ersetzte, stotterte er an beiden Telefonen nicht mehr.

Das Stottern, das sich unter den beschriebenen Bedingungen so stark verändert, sollte eigentlich gar nicht als Sprech- oder Sprachstörung bezeichnet werden. Stottern ist eine Beziehungs- und Identitätsstörung, eine Störung der sozialen Präsentation des Selbst, ein »Selbst-Rollen-Konflikt«, wie Joseph Sheehan sagt.

Eine gelegentliche Redeflussstörung ist wie Fieber bei einer eher harmlosen Infektion (wo das Fieber im Dienst der Immunabwehr von Krankheitserregern steht), nämlich ein Selbstheilungsversuch, welcher widersprüchliche Gedanken und Gefühle gleichzeitig zum Ausdruck kommen lässt: Das Kind will dies und das sagen, gleichzeitig jenes nicht sagen und steckt in einem Gewirr, das es dann auch als Gewirr zum Ausdruck bringt. So, wie harmloses Fieber nicht sofort mit Medikamenten bekämpft werden muss, ist es klug, gelegentlichen Sprechunflüssigkeiten des Kindes nicht mit vielen Beruhigungsversuchen zu begegnen, sondern zu versuchen, die verwickelten Inhalte des Gesprochenen zu entschlüsseln. Wenn aber aus der Redeflussstörung ein Stottern wird, entspricht es dem Fieber als Symptom einer ernsthaften Erkrankung. Es allein mit »stottersenkenden Mitteln« zu behandeln bringt höchstens vordergründig Erfolg, verschleiert aber die Ursachen. Die Diagnostik und Behandlung der hinter dem »Stotter-Fieber« zu findenden psychosozialen Konflikte müssen Vorrang haben. Dasselbe gilt übrigens auch für andere psychosomatische Erkrankungen und Verhaltensstörungen von Kindern: für viele Sprach- und Stimmstörungen, für Bettnässen, für Asthma und Allergien, für kindliches Stehlen, Depressionen usw. All diesen Problemen von Kindern kann man besser begegnen, wenn man sie auch als Symptome versteht.

Eine emotionale Ausdruckshemmung

> **Vorbemerkung:** *Hier beginnt die Darstellung der möglichen persönlichen und familiären Hintergründe des Stotterns konkret zu werden. Es kann sein, dass Sie sich dadurch ganz persönlich angesprochen, ja sogar in Frage gestellt fühlen, manchmal vielleicht fast zu stark oder unberechtigterweise. Scheuen Sie sich in einem solchen Moment der Empörung nicht, das Buch für eine Weile wegzulegen. Falls Sie es später wieder hervornehmen, werden Sie mehr Sicherheit darüber empfinden, was aus diesem Buch auf Sie und Ihre Familie zutrifft und was nicht.*

Eine emotionale Ausdruckshemmung

Stottern beginnt meist zwischen dem dritten und sechsten Lebensjahr. Dies ist eine Zeit der kindlichen Entwicklung, in der das Thema »Macht« in den Vordergrund tritt: Das Kind ist entdeckungsfreudig, erkundet seine Umwelt und versucht mit Lust, seine Umgebung und die ihm nahestehenden Menschen zu beeinflussen. Es beginnt, seine Macht besser zu spüren. Schon einfache Spiele, wie zum Beispiel einen Turm aufzubauen, immer wieder umzuwerfen und neu aufzubauen, hatte ihm dieses Gefühl der Mächtigkeit vermittelt; ein gesundes Gefühl, das ganz entscheidend zur Entwicklung von Selbstvertrauen beiträgt. Nun verfügt es allmählich über ein neues Mittel der Einflussnahme, nämlich die Sprache. Sprache ist aggressiv im Sinne von »zupackend, gestaltend, sich zeigend, die Dinge beim Namen nennend«, manchmal auch im Sinn von »verletzend, kränkend«. Die Macht der Sprache kann das Kind als äußerst hilfreich empfinden. Sie kann es aber auch ängstigen. Besonders in der magischen Phase des kindlichen Denkens, in der Zeit, in welcher das Kind Ideen der Allmacht hegt, und seine Einflussmöglichkeiten noch nicht richtig abschätzen kann. Wie soll es wissen, ob seine Worte nicht nur dann Zauberworte sein könnten, wenn es sich etwas wünscht, sondern auch, wenn es von den Eltern etwas vehement fordert oder voller Wut jemanden verwünscht. Da müssen ihm Erwachsene helfen. Wenn die Eltern mit Nachdruck geäußerte Wünsche und andere starke Gefühlsäußerungen, besonders solche der Wut, gut akzeptieren können, reagieren sie mit Verständnis. Zum Beispiel mit den Worten: »Ja, ich weiß, das möchtest Du sehr gerne« oder mit dem stillen Gedanken: »Ou, das macht ihn jetzt zornig.« In solchen Situationen Verständnis zu zeigen bedeutet *nicht*, dass man als Eltern alle Wünsche des Kindes zu erfüllen versucht oder auf die Äußerung kindlicher Wut seine eigene Haltung zu dem, was das Kind in Wut gebracht hat, aufgeben sollte. Es bedeutet aber, dass man dem Kind signalisiert:

»Wünsche zu haben ist gut. Sie mitzuteilen auch. Es können nicht alle Wünsche in Erfüllung gehen, aber einige schon. Und wenn wir unsere Wunschwelt pflegen – nicht ins Kraut schießen lassen, nur pflegen – dann fühlen wir uns lebendig und entwickeln eine opti-

mistische Vorstellung von dem, was uns das Leben bringen kann.«
»Zorn ist ein unangenehmes, aber auch notwendiges Gefühl. Er macht uns deutlicher, was wir mögen und was nicht. Er hilft uns klarer zu erkennen, wann wir ›Nein‹ sagen müssen, wenn wir uns vor etwas, das uns nicht gut tut, schützen möchten. Schließlich können wir nur selbst herausfinden, was uns gut tut und was nicht. Die Eltern und andere Erwachsene können uns Hinweise dazu geben, aber wir Menschen – schon die kleinsten – sind so unterschiedlich, dass uns niemand sagen kann, was wir brauchen und was weniger. Wir müssen dies alles selbst herausfinden. Und das können wir nur dann, wenn wir uns getrauen, unsere wegweisenden Gefühle wahrzunehmen und sie ab und zu gegen außen deutlich zu zeigen. Gezeigte Gefühle sind doppelt hilfreich: Sie machen den anderen Menschen deutlich, wie wir im Moment in der Beziehung zu ihnen stehen, was wir von ihnen wünschen oder was wir ihnen geben möchten, und sie machen uns in unserem Fühlen sicherer, selbstsicherer, weil jede Gefühlsäußerung auf uns zurückwirkt und wir erneut überprüfen können, wie bedeutungsvoll das dahinterstehende Gefühl für uns ist.«

Keine Mutter und kein Vater wird allerdings – so ist zu hoffen – seinem zwei- oder vierjährigen Kind so komplizierte Erklärungen abgeben. Diese in Erwachsenensprache formulierten Gedanken sind hier aber deshalb so ausführlich beschrieben, weil wir als Eltern oft in kleinen Bemerkungen, begleitet durch unsere Mimik und Körperhaltung, genau solche oder ähnliche Botschaften übermitteln. Es sind Haltungen, die das Kind zwar nicht versteht, sehr wohl aber spürt, was sie bedeuten. In den oben stehenden Beispielen ist es die Botschaft:

»Du bist gut, wie Du bist. Zeig Dich so wie Du bist, denn ich unterstütze Dich gern in Deinem Streben, ein eigenständiger Mensch zu werden. Zwar will ich in verschiedenen Momenten etwas anderes als Du, weil ich auch meine Wünsche und Bedürfnisse habe und auch weil ich weiß, dass Du einige Dinge in ihrer Tragweite noch nicht gut einschätzen kannst. Aber das sag ich Dir schon, wann etwas nach meinem (unserem) Willen gehen soll. Wir Eltern sind die Mächtigeren als Ihr Kinder, das ist uns bewusst. Aber wir versuchen, unsere Macht zu Eurem und unserem Nutzen bewusst einzusetzen und achten sorgsam darauf, sie nicht zu missbrauchen.«

Eine emotionale Ausdruckshemmung

Diese wiederum für die Ohren kleiner Kinder unverdauliche Erklärung soll hier verdeutlichen, welche Art von Haltung erforderlich ist, wenn den Eltern das Akzeptieren kraftvoll geäußerter Wünsche oder starker Gefühlsäußerungen des Kindes gelingen soll.

Wenn es den Eltern zu oft nicht gelingt, genügend Verständnis zu zeigen, statt dessen das kindliche Verlangen oder die vom Kind geäußerte Wut zu schnell zurückweisen, und zusätzlich durch die Heftigkeit ihrer Reaktion signalisieren, dass die kindlichen Worte in ihnen Unbehagen (ist es eine Art Angst?) ausgelöst haben, dann beginnt das Kind, die Macht seiner Worte zu fürchten. Wenn die Eltern dem Kind oft solche Botschaften vermitteln, kann das Kind verstummen. Es wagt dann kaum mehr, sich verbal zu äußern, aggressiv schon gar nicht. Ein solcher Rückzug kann einen Teil des Bodens verschiedener krankhafter Entwicklungen des Kindes bilden. Auf stotternde Kinder trifft dies in der Regel jedoch gerade *nicht* zu. Kinder, die zu stottern beginnen, fürchten das Sprechen nicht, im Gegenteil, sie sprechen meist gern und viel, und auch wenn sie zu chronisch Stotternden geworden sind, suchen sie immer wieder, oft mit größter Anstrengung, den sprachlichen Kontakt.

Weshalb hemmen sich die Kinder, die zu stottern beginnen, doch immer wieder in ihrem sprachlichen Ausdruck? Sie tun das gewiss nicht bewusst, aber um eine Hemmung muss es sich doch handeln, denn flüssig sprechen, das können sie in bestimmten Situationen praktisch alle. Viele Therapeuten und tiefenpsychologisch orientierte Forscher kannten einzelne Antworten auf diese Frage schon lange. Aber erst Rainer Krause ist es 1981 gelungen aufzuzeigen, welcher Erlebnishintergrund Kinder in ein Sprechen führen kann, das zugleich ausgeführt und nicht ausgeführt, gewagt und nicht gewagt, verständlich und nicht verständlich ist. Krause zeigte, dass in den Familien stotternder Kinder eine bestimmte Regel zum Ausdruck von Gefühlen gilt, welche die Eltern zwar nicht willentlich und nicht bewusst aufgestellt haben, die aber dennoch existiert und wirkt: **die Regel, dass Gefühle zwar ausgedrückt werden sollen, stets**

aber gedämpft. Verärgerung darf schon gezeigt werden, lieber jedoch nur andeutungsweise, sicher nicht Wut; Lust soll auch ausgedrückt werden, aber eher still und nicht überbordend; Freude auch, aber nicht allzu lange (der Alltag kennt viele wartende Pflichten). Trauer, ein natürliches Gefühl bei Verlust und Abschied, soll gezeigt werden dürfen, aber nicht bei jeder Kleinigkeit (Was ist für Kleine groß und für Große klein?). Ängste sind auch natürlich, gerade bei Kindern, aber die Eltern sind ja da und beschützen das Kind, da sind Ängste eigentlich überflüssig. »Wenn die Eltern dem Kind erklären, warum es keine Angst haben müsse, dann soll es das den Eltern doch glauben!« könnten Eltern sagen, die der Regel »Dämpfung der Gefühle« folgen. Die Eltern befolgen diese Regel, wie gesagt, nicht bewusst und hätten es auch nie freiwillig gewählt, eine solche Regel für ihre Familie aufzustellen. Aber sie verwenden sie. Vielleicht kennen Sie die eine oder andere solcher – unausgesprochenen – Regeln aus Ihrer eigenen Kindheit: Die Mutter, die sagte »Jetzt übertreib doch nicht so!«, der Vater, der meinte, man solle nicht aus jeder Mücke einen Elefanten machen oder ein Elternteil, der oft darauf hingewiesen hat, »man« müsse doch auch an die Nachbarn denken. Zwar ist Rücksicht gegenüber den Nachbarn etwas, das zu lernen für Kinder auch wichtig ist, oft aber »benutzen« Eltern die Aufforderung zu solcher Rücksicht, um den starken Gefühlsausdruck ihres Kindes zu bremsen, weil er ihnen selbst unangenehm ist.

Eltern, welche der Regel der »Abschwächung des Ausdrucks von Gefühlen« folgen, wenden sie auch auf sich selbst an. Dies ist sogar einer der Gründe, warum sie die Befolgung der Regel unbewusst auch von den Kindern erwarten. Sie haben in ihrer eigenen Kindheit gelernt, dass direkter Gefühlsausdruck zu viele Probleme mit sich bringt: Unverständnis, ein Gefühl des Zurückgewiesenwerdens oder Schuldgefühle. Mit der Zeit sind sie dann sehr vorsichtig geworden und bringen einige Gefühle kaum mehr direkt zum Ausdruck. Ärger zeigt sich zum Beispiel dann oft nur noch in der Form kleiner Nörgeleien oder nach einer Phase der Stauung als Wutausbruch. Logischerweise lassen sich die Eltern

Eine emotionale Ausdruckshemmung

dann auch nicht gern von ihren Kindern auf solchermaßen unterdrückte Gefühle ansprechen. Wenn wir als Eltern Mühe haben, Bedürfnisse oder Wünsche, die das Kind direkt – oft eben mit viel Gefühl – äußert, entgegenzunehmen, dann benutzen wir ab und zu – ohne dass uns dies bewusst wird – bestimmte Hilfstechniken, vor allem jene des unzuverlässigen Reagierens auf mitschwingende Bedeutungen. Wenn uns unser Kind in gereiztem Ton eine Frage stellt, reagieren wir das eine Mal so, als hätten wir die Verärgerung im Ton nicht gehört und das andere Mal so, als hätten wir die Frage nicht gehört (und reagieren unsererseits mit Ärger). Gegenüber unserem eigenen Sprechen halten wir es ähnlich: Wir sprechen betont sachlich (»Weißt du, Tante Emma ist ein wenig eigensinnig«) und manchmal sehr emotional (»Jetzt hat er/sie schon wieder vergessen, den Kehricht nach draußen zu nehmen«). Wenn unser Kind im ersten Fall emotional antwortet (»Hast Du denn die Tante Emma nicht so gern?«) und im zweiten Fall sachlich (»Aber letzte Woche hat er/sie es doch gemacht!?«) erntet es von uns ein grimmiges oder abschätziges Gesicht. Wenn wir etwas bewusst sachlich formulieren, wollen wir nämlich nicht dabei ertappt werden, dass da ganz bestimmte Gefühle mitschwingen. Andererseits wollen wir natürlich auch nicht, dass unsere impulsiven emotionalen Aussagen, die wir manchmal selbst nicht mögen, durch einen Hinweis auf eine sachlichere Sichtweise noch verdeutlicht werden. Und Kinder sind gelehrige Schüler. Sie haben ein tiefes Interesse daran, dass es ihren Eltern gut geht. Einige strengen sich bis zum Äußersten an, ihren Beitrag zum Wohlergehen der Eltern zu leisten, nicht selten bis zur Entwicklung von Verhaltensstörungen, welche manchmal tatsächlich das Fortbestehen einer gefährdeten elterlichen Partnerschaft vorübergehend zu sichern vermag. Kinder, die lernen, dass die Mutter, der Vater oder beide Eltern in bestimmten Situationen plötzlich nicht mehr zuhören, oder mit scharfer oder subtiler Abwertung reagieren, werden vorsichtig in ihren Äußerungen. Sie spüren, dass etwas in ihrer Art des Sprechens den Eltern Unbehagen bereitet, und versuchen deshalb ihr Sprechen zu verändern. Nur wissen sie nicht wie und was. Sie sprechen und sprechen doch nicht, beginnen zu sprechen und stoppen, wiederholen sich, verfallen in automatisierte Sprechbewegungen, versuchen sich krampfhaft daraus zu lösen und landen im nächsten Zwiespalt. Aber auf diese Weise kann ein Kind seine Bedürfnisse nicht ausdrücken. So bleibt es stecken, zwischen seinem Wunsch des vermehrten Ausdrucks von Bedürfnissen und seinem Wunsch, den Eltern kein Unbehagen zu bereiten ... und stottert. Edmund Westrich, Annemarie Dührssen und Günter Reich bestätigen diese Zusammenhänge, indem sie darauf hinweisen, dass Stottern aus widerstreitenden Impulsen hinsichtlich dessen, was in Familien Stotternder »gesagt und was nicht gesagt werden soll« (was verschwiegen werden soll), entsteht.

Sie, liebe Eltern, reagieren jetzt vielleicht unwirsch: »Also in unserer Familie dürfen die Kinder doch alles sagen, was sie wollen. Vielleicht nicht gerade Schimpfworte, aber sonst alles!« Doch möglicherweise täuschen Sie sich da. Viele Eltern – nicht nur solche von stotternden Kindern – sind ehrlich davon überzeugt, dass ihr Kind ihnen alles sagen (erzählen) darf, vergessen aber dabei, dass aus der Sicht des Kindes ein »dürfen« mit unangenehmen Folgen (eine Mutter, die sich dann nur aufregt; ein Vater, der kaum zuhört – oder umgekehrt) keine gute Wahl ist und deshalb das Schweigen manchmal vorzuziehen ist. Wenn das Kind aber auch gehorsam sein möchte, dann wird es doch sprechen, gleichzeitig aber schweigen ... es wird stottern.

Wie kommen jedoch eine Mutter, ein Vater oder beide Eltern dazu, die Regel der »Abschwächung starker Gefühle« für sich zu akzeptieren und deren Einhaltung auch von ihren Kindern zu erwarten? Selbstverständlich alles unbewusst, aber doch. Antworten auf diese Frage lassen sich in den Lebensgeschichten der Eltern stotternder Kinder finden.

Verhaltensknoten der Eltern 35

Aus der Kindheit stammende Verhaltensknoten der Eltern

In diesem Abschnitt ist die Rede von den Eltern stotternder Kinder, also vielleicht auch von Ihnen. Es wird darin aufgezeigt, welche Art von Kindheitserlebnissen die Eltern auf eine Art geprägt haben, dass sie gegenüber einem Kind manchmal verwirrende Botschaften aussenden, so dass dieses mit Stottern darauf reagiert. Verschiedene mögliche Hintergründe werden dabei aufgezeigt. Darunter sind wahrscheinlich solche, die auf Sie überhaupt nicht zutreffen. In anderen erkennen Sie aber vielleicht eine Ähnlichkeit zu Ihrer eigenen Geschichte. Einige Beispiele oder Erklärungen könnten Ihnen auch zu extrem erscheinen, so dass Sie denken: »Nein, das hat also mit unserer Familie nichts zu tun!«. Lassen Sie sich aber durch die Art der Beschreibung nicht irritieren. Achten Sie eher auf *das Muster des Dargestellten*.

In der unten stehenden Abbildung sind zwei Brennpunkteschwärme dargestellt. In Form von kleinen Quadraten umfassen sie unterschiedlich viele Brennpunkte in unterschiedlichen Ausprägungen in unterschiedlich großem Rahmen. Beide Schwärme ergeben im Ganzen gesehen auch nicht dasselbe Bild, wohl aber dasselbe Grundmuster, nämlich das Muster »Hund« ... auch wenn es sich

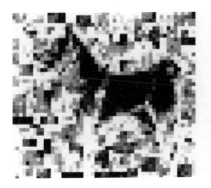 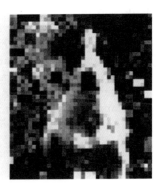

aus unterschiedlichen Perspektiven präsentiert und die Brennpunkte im einen Bild durchschnittlich »schwerer« sind als im anderen. Ähnlich verhält es sich mit der Familiendynamik des Stotterns: Das Muster ist bei allen Familien Stotternder ähnlich.

Eine besonders wichtige Dimension, die es beim Verstehen des Stotterns zu beachten gilt, ist die Zeitlichkeit: Wenn Sie die Lebensläufe der Mitglieder Ihrer Familie über mehrere Generationen (von Ihren Kindern über die Eltern bis mindestens zu den Großeltern) erkunden, erkennen Sie allmählich oder plötzlich neue Zusammenhänge, welche Ihnen eigene Verhaltensweisen und solche des Kindes verständlicher machen. Sie werden allerdings auch bemerken, dass sich mit einem familiendynamischen Verständnis des Stotterns schnell Schuldfragen stellen: »Wer ist schuld am Stottern unseres Kindes?« Vielleicht denken Sie: »Da ist doch keiner schuld! ... Das lasse ich mir nicht anhängen!« Sie haben recht, wenn Sie sich da nicht gleich ins Bockshorn jagen lassen. Lassen Sie Ihre Vorbehalte durchaus gelten. Sie können nämlich auch davon ausgehen – viele Untersuchungen belegen das –, dass die meisten Eltern stotternder Kinder besonders fürsorgliche Eltern sind und also ihren Kindern so oder so über Jahre viel gute und wertvolle Unterstützung geboten haben. Zudem machen sich alle Menschen – gerade auch in der Rolle als Eltern – ab und zu schuldig, denn alles Leben lebt auch auf Kosten von anderem Leben ... aber davon soll später noch ausführlicher die Rede sein.

Der Psychosomatiker Günter Reich und der Psychoanalytiker Peter Glauber haben aufgezeigt, **dass die Eltern stotternder Kinder meist in einem Elternhaus aufgewachsen sind, in welchem ein Elternteil besonders dominant war.** Vielleicht erkennen Sie dies, wenn sie auf Ihre eigene Kindheit zurückschauen: War Ihr Vater ein Mann, der sich lange nicht äußerte, wenn aber, dann mit lauter Stimme und forderndem Tonfall? Oder hat er sich Ihrer Mutter zu oft angepasst, still sein eigenes Leben gelebt und ist dadurch zwar meist freundlich, aber für die Kinder keine große Stütze gewesen – das wäre dann eine »lähmende Macht«. War er egoistisch und neigte zum Jähzorn? Oder ganz im Gegenteil: der liebste Vater, den man sich denken kann (ein Ideal, das kaum jemand erreichen wird)? Auch das bedeutet natürlich Macht. Oder Ihre Mutter: Hat sie sehr viel gesprochen, so dass sie manchmal kaum zum Zuhören kam? Meinte sie, stets zu wissen, wie es Ihnen geht, was Sie brauchen und was nicht? Oder war sie bescheiden, beanspruchte kaum etwas für sich selbst und setzte sich bis zur Erschöpfung für die Kinder ein? Das wäre eine still leidende Macht (die in den Kindern schnell Schuldgefühle weckt). Oder war sie eigentlich sehr lieb, aber meist auch ein wenig unzufrieden, vielleicht nörgelnd, so dass man es ihr nie ganz recht machen konnte: Wenn man etwas gut gemacht hatte, hätte man es noch besser machen können. Vielleicht aber erinnern Sie sich an sie als »die beste aller Mütter«, welcher man für immer dankbar sein sollte – eine Vorstellung, die verpflichtet und Streit mit ihr sehr schwierig macht.

Wenn Ihr Vater oder Ihre Mutter in der einen oder anderen Form (vielleicht in einer eher versteckten Form) besonders mächtig war, sind Sie als Kind wahrscheinlich in einen Zwiespalt geraten: Einerseits haben Sie die Macht und scheinbare Freiheit Ihres Vaters oder Ihrer Mutter bewundert, und vielleicht versucht, mit guter Anpassung an dieser Kraft teilzuhaben, sie selbst auch zu entwickeln. Aus einer solchen Kindersituation entsteht manchmal die Rolle des Aschenputtels, das den Eltern alles recht zu machen versucht, von diesen aber oft übergangen wird, obschon es mehr für die Eltern tut als seine Geschwister. Andererseits haben Sie manchmal – oder oft – deutlich gespürt, dass Ihre eigenen Bedürfnisse nicht so sehr zählen. Auch wenn Ihre Eltern viel für Sie getan haben, irgend etwas Persönliches, eine besondere Form des Wohlwollens, der Anteilnahme oder vielleicht der Unterstützung, die es braucht, um als kleine eigenständige Person in die Welt hinaus zu gehen, hat gefehlt. Und Sie haben sich dann vorgenommen, dass dann, wenn Sie einmal eigene Kinder haben, Sie beides ein wenig anders machen werden: Sie werden die Kinder gut aufs Leben vorbereiten und dabei besonders aufmerksam auf die Bedürfnisse Ihrer Kinder achten.

Aber das ist nicht so einfach. Etwas weitergeben, von dem man eigentlich selbst zu wenig erhalten hat, ist schwierig. Schon das richtige Maß zu finden, ist nicht einfach: Wie viel direkte Unterstützung braucht ein Kind, um gewappnet in die Welt hinauszutreten und wann sollte man es selbst machen lassen? Wie lange ist »Bemutterung« hilfreich und wann wird sie zu viel? Das sind Fragen, mit welchen sich zwar alle Eltern auseinanderzusetzen haben. Bei Eltern stotternder Kindern, die in einem Elternhaus aufgewachsen sind, das von einem Machtgefälle zwischen den Eltern geprägt war (obschon – das wäre typisch – kaum je von Macht gesprochen wurde), zeigt sich diese Unsicherheit verstärkt.

Besonders schwierige Momente im Erziehungsalltag entstehen dann, wenn die eigenen Kinder Ihre Bedürfnisse und Wünsche mit starken Gefühlen ausdrücken. Und das tun sie ja vom ersten Tag an: zuerst mit Schreien, später immer präziser mit Worten und weiterhin mit der Stimme, mit Händen und Füßen. Vermutlich kennen Sie diese Situation: Sie möchten den Bedürfnissen Ihres Kindes möglichst weit entgegenkommen, aber irgend einmal ist es genug. Wenn das Kind dann immer noch nicht zufrieden ist, werden Sie ungeduldig, vielleicht zornig und denken, sagen oder schreien: »Jetzt reicht's! ... Das lasse ich mir nicht länger bieten ... jetzt ist es das letzte Mal, dass ich ...« oder ähnliches. In einem solchen Moment werden Sie von Gefühlen überschüttet, welche Sie nicht sogleich verstehen, und die Sie in Ihrem Denken durcheinanderbringen. Statt dass Sie in Ruhe überlegen, ob die von Ihnen gesetzte Grenze vernünftig ist und dann entweder die Grenze bewusst verschieben (»Also, noch eines darfst du haben.«) oder aber dem Kind sagen, die Grenze sei erreicht und dann ertragen, dass das Kind jetzt – im Moment oder in der nächsten halben Stunde – unzufrieden bleibt, reagieren Sie mit offenem oder verstecktem Zorn und einer Art Trotz, irgendwie beleidigt. Die Stärke Ihrer Hilflosigkeit in einem solchen Moment, erklärt sich aus einer »Erinnerung« an einen Schmerz Ihrer eigenen Kindheit. Meist ist es nicht eine bewusste Erinnerung an eine bestimmte Situation, aber ein schmerzliches »Berührtsein« von einer Stimmung, auf die Sie früher – aus gutem Grund – mit Abwehr, mit

traurigem Schweigen, Zurückziehen, Trotz oder offener Wut reagiert haben.
Tauchen so verwirrende Gefühle in der Auseinandersetzung mit Ihrem Kind in Ihnen auf, sehen Sie wahrscheinlich nur noch zwei Möglichkeiten ... und beide sind unbefriedigend. **Entweder beginnen Sie mit dem Kind zu kämpfen** (mit sanfter oder lauter Stimme, mit Worten, manchmal auch körperlich), in der Hoffnung, das Kind gebe irgend einmal auf und sehe endlich ein, dass es zu viel möchte (obschon Gedanken und Gefühle frei sind und man sich alles wünschen kann ... nur werden manche Wünsche nicht erfüllt). Vielleicht gibt dann das Kind auf und schweigt, oder es kämpft weiter. In beiden Fällen fühlen Sie sich aber schlecht. Sie hätten nicht mit dem Kind kämpfen wollen. Zwar denken Sie vielleicht: »Aber es muss doch lernen, Grenzen zu akzeptieren!« und versuchen, sich damit selbst zu beruhigen. Trotzdem fühlen Sie sich schuldig. Warum? Weil Sie ahnen, dass irgendwo in Ihrem Handeln ein »**Verhaltensknoten**« steckt.
Die zweite, ebenso unbefriedigende Möglichkeit, die Sie im Moment der Gefühlsverwirrung noch sehen, **ist diejenige des totalen Nachgebens**, eine Art des Resignierens. Wohl dabei ist Ihnen überhaupt nicht. Sie denken: »Wenn ich da schon wieder nachgebe, dann wickelt mich das Kind um den Finger und ich verliere jeden Einfluss«. Wenigstens werden Sie dabei nicht von Schuldgefühlen geplagt, dafür machen Sie sich gewisse Sorgen um die Zukunft: »Wie soll das noch weitergehen?«
Da beide Reaktionsmöglichkeiten, die Sie in solchen Momenten sehen, unbefriedigend sind, wechseln Sie sie vielleicht ab, um wenigstens die Nachteile der einen mal mit jenen der anderen auszutauschen. Aber – das wissen oder ahnen Sie – das verwirrt das Kind zusätzlich.
Also Resignation ist ja sicher nicht der richtige Weg. Was ist denn das Problem mit der Lösung »Kampf«? Woraus besteht dieser »Verhaltensknoten«, der die Auseinandersetzung mit dem Kind so unbefriedigend machen kann?
Hinter dem Verhaltensknoten steht ein »**Denkknoten**«, also eine Überlegung, die nicht logisch ist. Sie gehen von der sinnvollen

Annahme aus, dass es für Kinder hilfreich und wichtig ist, andere Menschen und auch Grenzen akzeptieren zu lernen. Aber vermutlich täuschen Sie sich in Ihrer Vorstellung, wie Kinder das lernen können. Kinder lernen respektvolles Fühlen, Denken und Handeln, wenn sie selbst respektvoll behandelt werden. Sie spüren, wie gut es ihnen tut, wenn sie respektiert werden und fühlen sich angespornt, anderen Menschen ebenso zu begegnen. Respekt kann weder eingebläut noch erbeten oder erschlichen werden. Höchstens vordergründiger »Respekt« ist durch Druck zu erreichen: Dass das Kind bestimmte Handlungen unterlässt, weil ihm die Nachteile dieser Handlungen zu beschwerlich werden. Aber Respekt empfindet es dabei keinen, eher einen heimlichen Groll. Sie werden jetzt vielleicht einwenden: »Ich respektiere das Kind sehr oft ... aber gewisse Grenzen muss es doch einhalten ... Es kann doch nicht als ewiger Egoist in den Tag hinein leben. Da sind noch andere Familienmitglieder, die auch ihre Bedürfnisse und Wünsche haben ... und das Geld ist auch begrenzt ... Und überhaupt: ständige Verwöhnung tut doch gar nicht gut!« Mit solchen Gedanken mögen Sie recht haben, aber Sie vermischen damit zwei verschiedene Dinge. Das eine ist die Wunschwelt Ihres Kindes und das andere sind die Notwendigkeiten des Lebens.
Die Notwendigkeiten des Lebens verlangen, dass sich jeder Mensch mit Grenzen (seiner Natur, seiner Möglichkeiten, und auch der Grenzen, die ihm andere Menschen oder die Gesellschaft setzen) auseinandersetzt, sich ihnen zum Teil anpasst, zum Teil versucht, verschiebbare Grenzen zu bewegen. Wenn Sie Ihrem Kind bei dieser Aufgabe helfen wollen, genügt es aber, wenn Sie es auf solche Grenzen aufmerksam machen und ab und zu von ihm fordern, bestimmte Grenzen einzuhalten. Sie denken jetzt vielleicht: »Das ist ja genau das, was ich mache, aber es nützt oft nichts, denn das Kind weigert sich einfach, dies mitzumachen.« Aber genau hier könnte Ihre Täuschung liegen: Höchstwahrscheinlich machen Sie in solchen Momenten nämlich noch etwas anderes: Sie erwarten von Ihrem Kind in solchen Momenten auch, dass es »versteht«, »einsieht«, »begreift«, dass es nachgeben sollte, dass es doch groß genug ist, um selbst zu merken,

Gefühlsknoten der Eltern

wann das Maß voll ist, dass es »zur Vernunft kommt«. Zu diesem Zeitpunkt hat das Kind schon längst begriffen, was Sie wollen. Aber es will nicht. Warum will es nicht? Aus einem sehr gesunden Grund: **Weil es sich seine Wunschwelt bewahren und nicht selbst zensurieren will.** Zwar wäre es fähig, die Grenzen, die Sie ihm setzen, zu respektieren, aber es will nicht sein eigener Grenzwächter sein. Es ist noch zu jung dazu. Wenn Sie von ihm erwarten, dass es seine Wünsche freiwillig selbst beschneidet, muss es Sie enttäuschen. Aber Sie drängen auf Zensur. Sie möchten, dass das Kind seinen Wunsch endlich loslässt. Also nicht nur, dass es endlich macht, was es soll, sondern dass es dies freiwillig und aus Einsicht macht.

Warum tun Sie das? Warum geben Sie sich nicht zufrieden, wenn das Kind mit Murren, Gekläff oder wüsten Worten nachgibt? Warum soll es dies noch von sich aus tun?

Die Antwort auf diese Frage ist vermutlich folgende: Weil dann, wenn das Kind von sich aus seine Wünsche beschneidet, von sich aus eine geforderte Grenze einhält, Sie nicht mehr die oder der »Böse« sein müssen. Das Kind nimmt Ihnen dann die Überwachung der Grenze ab und Sie müssen sich nicht mehr dafür schuldig fühlen, wenn Sie von ihm etwas verlangen, was es nicht möchte. Denn das – so empfinden es viele Eltern stotternder Kindern – kann für Sie der Horror sein: Das Gefühl zu haben, Sie missachten als Mutter oder Vater die Bedürfnisse Ihres Kindes, ganz ähnlich wie vielleicht einige Ihrer Bedürfnisse in Ihrer Kindheit von Ihren Eltern missachtet worden sind. An diesem wunden Punkt, einem »**Gefühlsknoten**« aus Ihrer Kindheit, bleiben Sie dann hängen.

Kinder brauchen es nämlich, dass Eltern manchmal in diesem Sinn »die Bösen« sind, das heißt, die Verantwortung für die von Ihnen gesetzten Grenzen *ganz* übernehmen. Genau dies erlaubt es den Kindern, sich manchmal über die Eltern zu ärgern. Es ist für Kinder außerordentlich hilfreich, wenn sie klare Momente von Ärger empfinden können und genau wissen, warum sie sich ärgern. Das erleichtert es ihnen ungemein, sich in ihrer Gefühlswelt zu orientieren. Gefühle des Ärgers können so hilfreich sein wie solche der Angst, des Schmerzes oder der Trauer: Sie sind Zeichen, die uns und gerade auch den kleinen Kindern signalisieren, dass etwas nicht rund läuft, dass eine Gefahr droht. Beim Ärger ist es die Gefahr, sich selbst zu verlieren, sich zu wenig ernst zu nehmen, sich nicht treu zu sein. **Ohne Gefühle des Ärgers wüssten wir nicht genau, wann uns etwas »gegen den Strich geht« und wir Selbstsicherheit oder Selbstvertrauen verlieren könnten.** Als Erwachsene muss das Ärgergefühl vielleicht nicht mehr so oft auftauchen, weil wir bereits gute Möglichkeiten entwickelt haben, uns für uns einzusetzen. Für Kinder ist aber die Möglichkeit des Erlebens von Ärger sehr wichtig, so wichtig, dass der Psychoanalytiker Harald Blum zur schärfsten Form des Ärgers, dem Hass, geschrieben hat:

> »Zur Individuation und dem Aufbau von Objektbeziehungen benötigt das Kind die Erfahrung, dass es seine Eltern oder andere nahe Bezugspersonen sicher hassen kann.«

Wie würden Sie reagieren (oder wie haben Sie schon reagiert) wenn Ihnen Ihr Kind sagt: »Ich hasse Dich!«? ... Natürlich freut sich niemand darüber, solches zu hören. Aber die Art des »Nicht-Freuens« variiert stark. Eltern, die als Kind von ihren Eltern in dem einen oder anderen Punkt schlecht respektiert worden sind, können einen Ausdruck des Hasses ihres Kindes kaum ertragen. Sie reagieren dann mit »Das darfst Du mir nie mehr sagen« ... »Ich verbiete Dir, dieses Wort je wieder zu gebrauchen« ... »Dann hasse ich dich auch« oder mit einer Drohung wegzugehen, das Kind zu verlassen. Aber das sind Reaktionen, die aus »Gefühlsknoten« des »Zu-kurz-gekommen-seins« der Eltern in ihrer Kindheit stammen. Sie denken dann vielleicht: »So viel Sorge und Liebe gebe ich diesem Kind jeden Tag, sogar mehr als ich je erhalten habe. Es ist so ungerecht, wenn es jetzt behauptet, mich zu hassen.« Aber Gefühle sind kein Tauschgeschäft. Wenn Ihr Kind sagt, es hasse Sie, dann stimmt das wahrscheinlich genau so, wie es tönt. Aber es stimmt nur für einen Augenblick oder für eine halbe Stunde und stellt die Liebe, die es zu den Eltern auch empfinden kann, überhaupt nicht in Frage. Es ist das »Zu-kurz-gekommen-sein« der Eltern in ihrer eigenen Kindheit, welche aus einem Ausdruck der Wut oder des Hasses ihres Kindes eine kleine Tragödie macht: Es ist die Angst davor, dass sich die Liebesfähigkeit bei Kind und Eltern trotz größtem Einsatz doch nicht so entfalten konnte, wie dies sehnlichst gewünscht wird.

Eltern, die in diesem Punkt *nicht* in einem »Gefühlsknoten« gefangen sind, werden auf das »Ich hasse Dich« des Kindes vielleicht antworten: »Ja, das spüre ich deutlich« und vielleicht noch eine kurze Erklärung anfügen, warum sie auf eine Art gehandelt haben, die das Kind in Wut gebracht hat, oder – falls es angebracht ist – sich für ein vorangegangenes eigenes Fehlverhalten entschuldigen. Eltern, die aber in einem solchen »Liebesknoten« gefangen sind, teilen dem Kind durch ihre heftige Reaktion mit: »Du sollst nicht so fühlen, wie du fühlst.« Und diese Botschaft untergräbt das Selbstwertgefühl des Kindes.

Wenn Ihnen, liebe Eltern, all diese Erklärungen zum kindlichen Ausdruck von Ärger, Wut und sogar Hass fremdartig vorkommen, weil Ihr Kind doch sehr lieb und brav ist, eigentlich kaum je wütend oder auch nur verärgert zu sein scheint, dann stehen Sie vermutlich in einer Situation, welche leider für Sie auch ungemütlich ist. Obschon sich alle Eltern manchmal (oder oft) »liebe und brave Kinder« wünschen, ist es nämlich nicht so gut, wenn Kinder – ganz besonders im Alter zwischen etwa zwei und sechs Jahren – dieses Wunschbild zu gut erfüllen. Die Wahrscheinlichkeit ist dann nämlich groß, dass die Kinder zu diesem Zeitpunkt ihre gesunde Lebendigkeit bereits stark gezügelt haben, sich schon zu sehr angepasst haben, um das Wohlwollen der Eltern nicht zu gefährden. Es gibt zwar auch Kinder mit von Geburt an »sonnigem Gemüt«, welche der Umwelt viel Freude und wenig Sorgen bereiten und ohne große Anstrengung, ohne Auseinandersetzung und ohne Streit scheinbar spielend zu dem kommen, was sie brauchen. Die Mehrzahl der Kinder, die ihre Wünsche und Bedürfnisse gar nicht (mehr) mit viel Kraft durchzusetzen versuchen, haben aber zu einem gewissen Maß resigniert und sind auf dem Weg zur Selbstentfremdung einen Schritt weiter. Dies muss zwar nicht tragisch sein, weil eine beginnende Selbstentfremdung auch aufgehalten und in ihr Gegenteil – in Selbstentfaltung – verwandelt werden kann. Aber für die Eltern bedeutet eine solche Situation natürlich, dass sie Ihr Kind in Zukunft besonders sorgfältig in seinen Eigenbewegungen unterstützen sollten.

Einige Eltern stotternder Kinder versuchen mit bestimmten Mitteln, Situationen zu vermeiden, die sie auf einen ihrer »Gefühlsknoten« stoßen könnten. Zu diesen Mitteln gehört eine manchmal zu sehr auf sich selbst ausgerichtete Wahrnehmung. Dabei werden die Handlungen des Kindes vor dem Hintergrund der Gefühle und Wünsche der Mutter (oder des Vaters) interpretiert und deshalb manchmal falsch oder gar nicht verstanden.

Im folgenden Text wird häufiger von Müttern als von Vätern gesprochen, weil die meisten Mütter in unserer Kultur auch heute (noch) über längere Zeitspannen im direkten Kontakt mit den Kindern stehen und deshalb die Beispiele »in der mütterlichen Form« leichter verständlich sind. In den Momenten des direkten Kontaktes der Väter mit ihren Kindern können allerdings die genau gleichen psychischen Mechanismen zur Wirkung kommen wie bei den Müttern.

Auch wenn sich die Mutter bewusst bemüht, auf die Bedürfnisse des Kindes einzugehen, gelingt ihr das oft nicht, weil sie fälschlicherweise annimmt, sie kenne diese fast blindlings (ohne genauer hinsehen oder hinhören zu müssen), so dass es zum Erfolg ihres Bemühens nur noch das Bemühen selbst brauche und das Kind danach doch zufrieden sein müsste. Diese Mutter ist in solchen Situationen gegenüber dem Kind eine schlechte Zuhörerin. Die vordergründige Bedeutung der Worte ihres Kindes interpretiert sie zu schnell und manchmal falsch. Die nichtverbalen Botschaften und die hintergründige Bedeutung der Worte des Kindes missachtet sie häufig. Wenn sie sie doch bemerkt, dann oft nur als Störsignale, denn sie geht nämlich unbewusst von der Annahme aus, dass das Kind die Dinge doch nicht anders verstehen kann, als dass sie sie versteht und sich nicht anders fühlen kann, als wie sie es möchte (alles andere wird bedrohlich). So entstehen keine Dialoge: Es dominieren dann Frage-Antwort-Muster, die manch-

Gefühlsknoten der Eltern

mal die Gestalt einfacher Abfragemuster annehmen. Eine in der Wahrnehmung stark auf sich selbst ausgerichtete Mutter kann außerordentlich redselig erscheinen und im Extrem »alles mit ihrem Redeschwall zudecken, was in ihre Nähe gerät«, wie das Annemarie Dührssen beschreibt. Eine solche Mutter kann aber auch still und bescheiden im Hintergrund wirken. Weil sie sich so sehr zurücknimmt und ihre eigenen Bedürfnisse oft hinter jene des Kindes zurückstellt, erscheint sie aufopfernd und macht es dem Kind dadurch besonders schwer, mit einem gewissen Maß an Aggressivität im Selbstausdruck auf die Wahrnehmung seiner Bedürfnisse zu drängen.

Ein anderes Mittel zur Vermeidung der Begegnung mit eigenen »Gefühlsknoten« kann eine überspitzte Verletzlichkeit sein. Zwar wählt die Mutter (oder der Vater) diese Verhaltensweise nicht bewusst und doch erfüllt sie den Zweck. Sie zeigt sich in den im Alltag nicht seltenen kleinen Enttäuschungen, die sie durch ihr Kind erleidet. Jedesmal wenn das Kind nicht das macht, was sie erwartet, fühlt sie sich leicht gekränkt, als ob das Kind ihr etwas antun würde, ja sogar antun wolle. Sie meint dann, das Kind mache absichtlich etwas anderes, als das, was es sollte, weil es die Mutter reizen, kränken, ihr nur widersprechen wolle. Sie kommt gar nicht auf die Idee, dass – wie es häufiger geschieht – das Kind einfach etwas anderes möchte, unabhängig von der Mutter. Aus diesem Missverständnis heraus erlebt die Mutter (oder der Vater) das Kind so, als handle es immer wieder in vielen Kleinigkeiten – oder ständig in denselben ein, zwei Verhaltensweisen – gegen sie. Die mit solcher Wahrnehmung verbundenen kleinen Kränkungen ärgern sie mit der Zeit so sehr, dass sie kritisierender, nörgelnder, pedantischer wird und sich mit nichts mehr richtig zufrieden gibt. Die wachsende Selbständigkeit des Kindes (zum Beispiel in Form neu auftauchender Bekleidungswünsche) führt bei der Mutter zu Wutausbrüchen und zu verstärkter allgemeiner Kontrolle, manchmal bis zum Aushängen der Tür zum Kinderzimmer oder gar aller Türen innerhalb der Wohnung.

Nicht wenige Eltern stotternder Kinder vermeiden im Gespräch mit ihrem Kind das Wort »Ich«, indem sie von sich nur in der dritten Person sprechen (»Die Mama möchte ...«, »Der Papa sagt dir ...«). Dadurch verzögern sie den Zeitpunkt, von dem an sich ihr Kind mit dem Gebrauch dieses Wortes deutlicher von den Eltern abgrenzen und an Eigenständigkeit (auch Dialogfähigkeit) gewinnen wird. Statt dessen fördern die Eltern lieber die intellektuelle Leistungsfähigkeit des Kindes, so dass spielerisches Lernen mehr und mehr durch gezieltes, vielleicht schon auf Kindergarten und Schule abgestimmtes Lernen ersetzt wird. Diese Leistungsausrichtung ist gut gemeint, denn hinter ihr steht das berechtigte Anliegen, dem Kind zu einer möglichst guten Startposition im schulischen und damit später im hart umkämpften beruflichen Leben zu verhelfen. Vor lauter Sorge um die berufliche Zukunft des Kindes verliert dabei aber manchmal das sozial-emotionale Lernen an Bedeutung. Dieser Bedeutungsverlust äußert sich dann im Versuch der Durchsetzung zu einfacher Prinzipien: Kinder sollten zu Erwachsenen freundlich sein, ihnen gehorchen, nicht reklamieren, nicht unzufrieden sein, nicht egoistisch sein ... und dazu noch in der Schule erfolgreich, unter Kameraden durchsetzungsfähig, also allgemein selbstbewusst, selbstsicher und nicht zuletzt natürlich auch liebesfähig und glücklich. Das geht nicht alles sofort unter einen Hut. Mehrere dieser idealen Ziele lassen sich zwar weitgehend verwirklichen, aber nicht direkt, sondern nur über sorgfältig auf die Eigenart des Kindes abgestimmte Entwicklungsschritte. Viele Eltern spüren es selbst, wenn auf ihren Kindern zu viel Erwartungsdruck lastet. Sie versuchen dann bewusst, Gegensteuer zu geben, aber wissen nicht recht wie. Wenn das Kind dann in einer solchen Situation allmählich zu stottern beginnt, schmerzt das. Zwar leidet das Kind zunächst meist kaum unter seiner Sprechunflüssigkeit. Aber für die Eltern ist es schmerzlich, zuhören und zusehen zu müssen, wie das Kind um Worte ringt. Die Tatsache, dass das Stottern nicht nur in der eigenen Familie, sondern auch im Freundes- und Bekanntenkreis zu hören ist, verstärkt diesen Schmerz noch.

Verwirrende Erziehungseinflüsse

Erziehungseinflüsse, welche das Kind verwirren können

Vor vierzig oder hundert Jahren waren die Erziehungseinflüsse, welche Kinder auf eine Art verwirrten, dass sie zu stottern begannen, mit offener Geringschätzung des Kindes und psychisch-physischem Druck bis zu häuslicher Gewalt verbunden und damit auch leicht erkennbar. In den vergangenen Jahrzehnten erfolgten psychosoziale und kulturelle Veränderungen, welche den offensichtlichen erzieherischen Druck auf viele Kinder reduzierten: So ist die Art des »Moralisierens« durchschnittlich subtiler geworden (nicht Befehle, sondern Stirnrunzeln) und Perfektionismus oder Ehrgeiz sind häufiger in soziale Motive gekleidet (statt »man macht das so« jetzt »es ist nur für dein Wohl, dass ich das von dir verlange«). Das Strafverhalten hat sich von offenen zu versteckteren Formen verschoben und die Ambivalenz von Gefühlen in nahen Beziehungen (die Gleichzeitigkeit unterschiedlicher Gefühle) scheint heute intensiver erlebt zu werden als früher, denn die Frage »Was will ich eigentlich?« gilt heute als sozial erwünscht. Immer noch mehr oder weniger tolerierte Formen der Ablehnung sind heute das Auslachen (Verhöhnen) und viele Formen des Erziehungsstils, welche die personale Eigenart des Kindes nicht respektieren. Wie Donald Kinstler eindrücklich aufgezeigt hat, weisen Mütter Stotternder ihre Kinder häufiger zurück, als dass sie akzeptierende Verhaltensweisen zeigen. Aber nicht nur das: Mütter stotternder Kinder weisen ihre Kinder viel häufiger auf eine versteckte Art zurück, als dies andere Mütter tun. Die Auswirkungen versteckter Zurückweisungen beschreibt Kinstler mit folgenden Worten:

> »Elterliche Einstellungen, die Ablehnung als verstecktes Element enthalten, stellen für das Kind eine größere Falle dar, als offene Ablehnung, die dem Kind erlauben würde, seine Eltern wegen deren unfairen Verhaltens zu hassen. [Die Eltern sind manchmal wenig liebevoll, aber gleichzeitig sehen sie das selbst nicht, oder erlauben es sich nicht, dies zu erkennen]. Sie geben vor, im besten

Interesse des Kindes zu handeln und erlauben ihm damit keinen legitimen oder berechtigten Ausdruck seiner Aggression. Es ist [oft] frustriert, drückt die dadurch entstehende Feindseligkeit aber nicht aus. ... Dies kann in einem totalen Verstummen enden, das aber in unserer Kultur auf die Dauer fast unmöglich ist, oder es kann zu einem teilweise unwillentlichen Zurückhalten im Sprechen führen – ins Stottern.«

Weitere zentrale Elemente der Kindererziehung, die bei Eltern stotternder Kinder seit Jahrzehnten ähnlich scheinen, sind eine »Entwicklungsungeduld«, fixierte, aber oft nicht klar ausgesprochene Regeln des Zusammenlebens und ein großes Kontrollbedürfnis. Die **Entwicklungsungeduld der Eltern** stammt aus ihrem Wunsch, das Kind möge gut gewappnet in die Auseinandersetzung mit den Anforderungen des Lebens einsteigen können. Wenn dieser Wunsch besonders stark ist, führt er leicht dazu, das Kind in seinem Entwicklungsstand zu überschätzen, es ab und zu »wie einen kleinen Erwachsenen« zu behandeln und es damit zu überfordern. Vielleicht kennen Sie die Situation, in welcher Sie stolz darauf sind, wenn Ihr Junge oder Ihr Mädchen etwas besonders Vernünftiges sagt oder tut, oder jene, in welcher Sie froh sind, wenn Ihnen Ihr Kind eine Verantwortung abnehmen kann. Es ist auch recht, wenn sich Eltern über das Größerwerden ihrer Kinder freuen. Aber nur allzu leicht lassen wir uns dann verführen, vom Kind solche »Größe« ständig zu erwarten. Die in Familien stotternder Kinder oft zu beobachtenden **allzu fixierten Regeln des Zusammenlebens** können strenge, offen ausgesprochene Vorschriften sein. Oft sind es aber stillschweigend wirkende Regeln, deren Übertreten eher mit einem Stirnrunzeln als mit starken Worten »bestraft« wird. Meist, ohne dass dies die Eltern wissen, dienen solche Regeln dazu, ihr Kind (und sich selbst) davor zu bewahren, zu emotional zu werden. Sie werden von den Eltern nur selten oder gar nie hinterfragt und erscheinen deshalb unveränderbar. Das **große Kontrollbedürfnis** der Eltern äußert sich oft zuerst im Bereich der Nahrungsaufnahme, also schon vor dem Beginn des Spracherwerbs des Kindes: Aufmerksam bis ängstlich überwachen die Eltern, ob ihr Kind genug und möglichst alles, was ihm vorgesetzt wird, isst. Später, aber zu früh, überwachen sie auch streng, ob es »schön isst« und reagieren stark, wenn ihr Kind ab und zu etwas nicht essen will oder sich nicht an bereits eingeführte Essregeln hält. Mit der zunehmenden Sprachfähigkeit ihres Kindes erweitert sich der ausgeprägte Kontrollanspruch der Eltern auf den kindlichen Gebrauch der Worte: »Den Kindern ihren ›frechen Mund‹, ihr Schreien und ihre verbalen Trotzreaktionen zu verbieten«, wie Annemarie Dührssen dies nannte, ist immer noch eine häufig anzutreffende Form des elterlichen Versuchs zu vermeiden, im Kontakt mit den Kindern auf ihre eigenen »Gefühlsknoten« gestoßen zu werden.

Zwischen den meisten Eltern stotternder Kinder ist konstruktiver Streit selten. Einige Eltern streiten gar nie miteinander, andere hingegen häufig, aber in Form immer derselben nervenaufreibenden und kränkenden Wiederholungen von Vorwürfen. Die meisten Eltern stotternder Kinder haben noch nicht gelernt, wie ein konstruktiver Streit zu führen wäre; ein Streit, der Dinge klärt und Gewinner aber keine Verlierer hinterlässt. Es ist leicht zu verstehen, dass Eltern, die als Kinder einen stark dominierenden Elternteil und vielleicht viel Streit erlebt haben (zum Beispiel im Zusammenhang mit einer Alkoholabhängigkeit) als Erwachsene sehr vorsichtig mit dem »Lautwerden«, dem Streiten, geworden sind. Keinesfalls wollen sie, dass Meinungsverschiedenheiten über offenen Streit in Ausbrüche von Wut und Hass führen, ähnlich wie sie es früher selbst erleben mussten. Das »klärende Gewitter« nach einer Kränkung durch den Partner, das durch Sätze wie: »Ich will nicht, dass Du mich auf diese Weise kritisierst« oder: » Ich möchte von Dir, dass Du ...« eingeleitet werden kann, riskieren sie nicht mehr. Dadurch bleiben aber wichtige Unzufriedenheiten zwischen den Partnern unausgesprochen, werden »geschluckt« und kommen höchstens noch ab und zu in kleinen Seitenhieben (Nörgeleien, abschätzigen Bemerkungen) zum Ausdruck. Die Botschaft für das gelehrige Kind ist dann ungewollt sehr klar: »**Streiten sollte man nicht. Unzufriedenheit muss ausgehalten, für sich behalten werden, obschon man sie ja eigentlich auch nicht verstecken kann. Das Leben ist nicht so lustig.**«

Die relative Aggressionshemmung vieler Eltern stotternder Kinder wirkt sich oft auch in ihren generationen-übergreifenden Beziehungen aus. Wenn zur Großelterngeneration der eine oder andere dominante Mensch gehört, lassen sich nämlich die notwendigen Abgrenzungen zum Schutz der eigenen Familie nur mit Solidarität zwischen den Eltern realisieren. Schwiegereltern, die sich in die Partnerschaft und später in die Erziehung einzumischen versuchen, müssten gemeinsam auf »eine gute Distanz« gehalten werden. Dies zu erreichen ist aber schwierig, wenn sich der erwachsene Sohn oder die erwachsene Tochter noch immer davor fürchtet, den eigenen Eltern zu widersprechen.

In einigen Familien stotternder Kinder wirkt das Klima angestrengter als in anderen Familien. Das gemeinsame Lachen von Eltern und Kindern ist seltener (schon nur, weil immer so viele Pflichten drücken), der freie Austausch von Gefühlen und Phantasien ist erschwert und »Familiengeheimnisse« (kritische Informationen über Vorfahren; gemischte Gefühle der Eltern gegenüber ihren eigenen Eltern oder Unzufriedenheiten der Eltern) müssen bewahrt werden, das heißt, sie werden innerhalb der Familie möglichst nicht erwähnt und dürfen nicht nach außen dringen. Das Familienleben erscheint dadurch zwar eher normal als dramatisch, doch dieser Schein ist trügerisch. Edmund Westrich hat über die vordergründige Unauffälligkeit der Familien Stotternder folgende Worte geschrieben:

> »Im menschlichen Leben sind es ... oft gar nicht die handgreiflichen oder massiven Erschütterungen, die einen Menschen aus der Bahn oder ›aus dem Feld‹ treten lassen; im Gegenteil, gerade diese werden oft gemeistert, während dagegen Anmutungen, Stimmungen und Erwartungen, also emotionale zwischenmenschliche Beziehungen, die häufig nicht einmal richtig verbalisiert werden können und deshalb nur als bloßes Angemutetsein berühren, den Menschen bedrücken und verzagen lassen. Weil eben das Labile und Verschwommene eines solchen Erlebens nicht oder zu wenig konkrete Gestalt über das Wort annimmt, kann sich ein Mensch damit auch nur wenig auseinandersetzen, und er bleibt seinen Gefühlen, den bedrohlichen Anmutungen etc. antwortlos und damit für ihn selbst weitgehend unverständlich-angstvoll ausgeliefert.«

Auswirkungen auf das Kind

Wenn sich aus »Gefühlsknoten« und den zugehörigen Verhaltensknoten der Eltern die Situation ergibt, dass das Kind lernt, problematische Gefühle (Gefühle der Wut, der Angst, der Trauer aber auch andere Gefühle, z.b. solche der Lust, wenn sie eine gewisse Stärke überschreiten) zurückzuhalten (damit es die Eltern, die es ja liebt, nicht aufregt); wenn es also beginnt, seine Gefühlswelt stärker zu kontrollieren und damit auch zu unterdrücken, dann beginnt ein Prozess, den man »**Selbstentfremdung**« nennt. Dabei verlieren die »schwierigen Gefühle« ihren Wert als Orientierungshilfen, da sie allmählich zu »Gegnern« werden und bekämpft werden müssen. Diese unglückliche Entwicklung haben die Eltern nie gewollt und würden sie nur allzu gern verhindern, wenn sie könnten. Dazu müssten Sie die beginnende Selbstentfremdung ihres Kindes zuerst bemerken, aber gerade dies ist eher selten der Fall. In den Momenten, in welchen ihr Kind Gefühle besonders stark ausdrückt, spüren sie nur, dass sich in ihnen etwas sträubt, das sie als unangenehm kennen und von dem sie annehmen, dass es besänftigt werden sollte. So lange sie dieses »etwas« (das mit einem Gefühlsknoten ihrer eigenen Kindheit verbunden ist) nicht verstehen, nehmen sie an, dass sie etwas im Kind oder das Kind selbst besänftigen sollten. Eine solche gedankliche Verschiebung des Problems, die man im Fachausdruck »Projektion« nennt, ist ein unbewusster Vorgang, den weder Kinder noch Eltern leicht erkennen können.

Die durch Projektionen und andere unbeabsichtigte Verhaltensweisen der Eltern bewirkten Einschränkungen des Gefühlsausdrucks ihres Kindes hat gewichtige Folgen, wie auch die Ergebnisse der modernen Hirnforschung verdeutlichen: Alles soziale Lernen beruht auf der Bewertung früherer Erfahrungen, die im Großhirn gespeichert sind. Der Ort der Bewertung liegt aber nicht im Großhirn, sondern im limbischen System, das den Hirnstamm umschließt. Und genau in diesem System werden auch unsere Gefühle produziert. Dies bedeutet: Erkennen, Verstehen und höheres Lernen sind ohne Gefühle gar nicht möglich. Nur über unsere Gefühle können wir sozialen Wahrnehmungen Bedeutung verleihen. Also verdient die Gefühlswelt und ganz besonders jene von Kindern größtmöglichen Schutz.

Man könnte hier einwenden: »Sicher sollen die Kinder Gefühle empfinden und auch zeigen dürfen; das will ihnen ja auch niemand verbieten. ... Aber müssen es manchmal so starke Gefühle sein ? ... und manchmal so unpassende? ... oder gar verletzende?« Auf diesen Einwand lässt sich wie folgt antworten: Gefühle sind so wie sie sind. Sie fragen nicht danach, ob sie passend oder unpassend, zeitgerecht oder in der richtigen Intensität sind. Zwar kann man lernen, ihren Ausdruck zu kontrollieren, aber nicht maßgeschneidert: Es ist nicht möglich, gezielt bestimmte Gefühle zu unterdrücken; nur das Fühlen als Ganzes kann unterdrückt werden. Deshalb kann es so weitreichende Folgen haben, wenn bestimmte Formen des kindlichen Gefühlsausdrucks verurteilt werden. Das Kind wird dadurch in seinem ganzen Fühlen verunsichert.

Wohl verstanden: Wenn die Eltern vom Kind ab und zu verlangen, einen besonders heftigen Gefühlsausdruck zu bremsen, ist dies keineswegs schädlich, wohl aber, wenn sie von ihm verlangen (erwarten), dass es seinen Gefühlsausdruck selbst frühzeitig kontrolliert und abbremst, das heißt auch, wenn sie ihm zum Vorwurf machen, es zeige ein Gefühl maßlos. Der Unterschied mag klein erscheinen, ist aber von größter Bedeutung.

> Ein kleines Mädchen, das seine neue Puppe (und seine Freude an ihr) jedem Besucher sofort zeigen will, soll das doch dürfen. Eltern, die schon beim dritten Besucher sagen: »Du hast die Puppe jetzt schon genug gezeigt. Du darfst die Leute nicht so belästigen!«, verhalten sich doppelt respektlos: Sie missachten den Wunsch des Kindes, *jedem* Besucher die Puppe zu zeigen und sie bevormunden den Besucher Nummer 3 und alle folgenden. Vielleicht möchten die meisten Besucher an der Freude des Mädchens teilhaben (und sie durch ihre Reaktionen noch verstärken). Beide Respektlosigkeiten bremsen die Lebendigkeit des Kindes. Wenn hingegen dasselbe Kind einem einzigen Besucher zum dritten oder vierten Mal die Puppe zeigen will, damit jedes Mal erneut

das Gespräch zwischen den Erwachsenen unterbricht und der Besucher schon nicht mehr weiß, wie er (noch besser) reagieren könnte, dann kann es angebracht sein, vom Kind zu verlangen, sich ein wenig zurückzuziehen. Die Botschaft der Eltern lautet im ersten Fall: »Vorsicht, man kann sich auch zu viel freuen. Unser Besuch und wir haben es nicht so gern, wenn du deine Freude so demonstrierst.« Im zweiten Fall lautet die Botschaft: »Deine Freude ist verständlich und gut, aber unser Besucher und wir möchten noch anderes miteinander teilen.«

Die beginnende Selbstentfremdung des Kindes wird dann verstärkt, wenn die Eltern häufig Vorwurfshaltungen gegenüber dem Kind einnehmen. Sie möchten zwar »nicht schon wieder« dem Kind etwas vorhalten, tun es aber doch, oft ohne es selbst zu bemerken, manchmal aber auch bewusst, wenn sie nicht verstehen (wollen), warum das Kind nicht einzusehen scheint, was von ihm »doch zu Recht« erwartet wird. Aber da die elterlichen Erwartungen oft zwiespältig bis widersprüchlich sind, »erfährt das Kind kaum je genau, was es zu tun oder zu lassen, zu sagen oder zu verschweigen hat«, meint Heinz Ockel. So kann es geschehen, dass stotternde Kinder ihre Gefühle mehr und mehr nach innen kehren und die Einheit mit sich selbst zu verlieren beginnen. Einige von ihnen werden zum »treuen Hund, auf den man sich verlassen kann, so dass es dem Kind geradezu unmöglich wird, aus diesem Sog der Umwelterwartung herauszukommen«, wie dies Peter Flosdorf beschrieben hat. Andere Kinder werden widerspenstig und können nicht aufhören, sich gegen die elterlichen Erwartungen zu stemmen (mit Theater beim Ankleiden, zu Bett gehen, beim Essen oder mit ständigen Provokationen der Geschwister).

Viele stotternde Kinder werden von der Mutter, dem Vater oder beiden Eltern in einer Hinsicht zu sehr gefordert, in einer anderen zu sehr geschont, und weil sie beginnen, ihren Gefühlen als persönliche Wertungsinstanz zu misstrauen, werden sie unsicher, entwickeln vielleicht besondere Ängste (vor der Nacht, vor Unordnung, vor Schmutz, vor lautem Sprechen) und eine Scheu, oder nur gegen außen eine Scheu, innerhalb der Familie aber einen hilflos wirkenden Trotz. Sie können sich in ihrer Position innerhalb der Familie verunsichert oder nicht sehr geborgen fühlen und empfinden sich – trotz (oder gar wegen) viel Aufmerksamkeit seitens der Eltern – irgendwie verdrängt. Wenn sie Geschwister haben, fühlen sie sich ihnen vermutlich unterlegen. Eva Nagl-Jancak lässt stotternde Kinder in ihren Abklärungen und Therapien regelmäßig eine »verzauberte Familie« (die Familie des Kindes als Tiere) zeichnen. Sie berichtet mit folgenden Worten darüber:

>»Mütter (aber auch Väter) werden auffallend oft als Elefanten, Löwen, Giraffen etc. dargestellt, die angeblich schnelleren, gescheiteren, perfekteren Geschwister als (flinke) Hasen, Tiger oder Tiere, die (sich frei-)schwimmen oder fliegen können (Ente, Biene). Sich selbst zu zeichnen, vergessen bezeichnenderweise manche Kinder ganz, oder sie skizzieren sich irgendwo am Rand oder in einer Ecke als Schnecke, Schildkröte, Igel oder ähnliches.«

Nicht wenige Mütter stotternder Kinder ergreifen in den meisten Alltagssituationen die Initiative, in direktiver oder subtiler Form. Sie führen zum Beispiel schnelle Wechsel von einem zum anderen Thema herbei oder bewerten allzu schnell die vom Kind geäußerten Gedanken. Die Kinder werden dabei allmählich emotional passiv oder plakativ (still oder schrill), weil sie mit differenziertem emotionalem Ausdruck zu oft nicht gehört werden. Mit der Zeit versuchen einige Kinder nur noch selten, eigene Pläne zu verfolgen, und ergeben sich in die Überfürsorglichkeit ihrer Mutter oder beider Eltern. Der Individuations- und Ablösungsprozess der Kinder wird dadurch empfindlich gestört. **Die Mutter ist für das Kind gleichzeitig zu nahe und zu fern.** »Zu nah« bedeutet, dass das Kind, das eigene Erfahrungen machen und Neues ausprobieren möchte, sich gegen die Abhängigkeit von der Mutter zu wehren beginnt, sich aber in dieser Abwehrbewegung verliert, da wenig Möglichkeiten vorhanden sind, die intensive emotionale Bindung an die Mutter durch befriedigendere andere zu ergänzen und teilweise zu ersetzen. Um neue Beziehungen aufzubauen, benötigt das Kind einen Freiraum, auch einen eigenen Raum, in dem es für sich allein sein kann. Aber, so schrieb Edmund Westrich:

> »Was einem Kind oft die Rückzugsmöglichkeiten nimmt, ist eine besondere ›vitale Nähe‹, eine besonders enge soziale Bindung an eine ›Autorität‹, die bei einem Verstoß des Kindes gegen ihre Erwartungen zu sehr emotional, weil meist persönlich enttäuscht und betroffen reagiert und [den Verstoß] mit einem Liebesentzug zu beantworten droht.«

Nicht dass die Mutter dem Kind ihre Liebe entziehen möchte, aber das Kind kann es als Verstoßenwerden empfinden, wenn die Mutter auch nur leicht beleidigt reagiert, nachdem das Kind zum Beispiel erzählt hat, wie es ohne sie – zum Beispiel mit einer anderen Bezugsperson – zufriedene Stunden erlebt hat.

»Zu fern« bedeutet, dass das Kind etwas von der Nähe, die es dringend benötigt, von der Mutter *nicht* erhalten kann. Westrich beschreibt dies wie folgt:

> »Statt dass ... [das] Kind bei einem bestimmten Erlebnis zu seiner Mutter flüchten kann, damit sie ihm das Dunkle und Bedrohliche verstellt und mildert, muss es noch deren Über-Reaktionen fürchten, die das Erlebnis in ihm verstärken. Wie soll es da ein Erlebnis berichten, wenn es statt Beruhigung und Verständnis nur Aufregungs- und Besorgnisreaktionen heraufbeschwört?«

Die meisten Eltern, auch jene stotternder Kinder, laden ihre Kinder gern dazu ein, ihnen von ihren Erlebnissen und damit auch von ihren Sorgen zu erzählen. Kinder benutzen dieses Angebot auch gern, aber nur so lange sie es als hilfreich erleben. Wenn die Eltern zu schnell das Erzählte bewerten oder bei berichteten Sorgen des Kindes aus eigenen Ängsten in Überaktivität geraten (sofort die Eltern des »bösen« Kameraden anrufen wollen oder dem Kind empfehlen, den Kontakt zu diesem ganz zu vermeiden), spürt das Kind, dass ihm eine solche Art des Beistandes nicht behagt. Es gerät in einen Widerspruch: Es möchte gern erzählen, aber möchte nicht durch seine Erzählung noch mehr belastet werden. So geschieht es dem stotternden Kind ab und zu, dass es zwischen dem, was es sagen möchte und den Reaktionen, die es sich damit nicht einhandeln möchte, hin- und hergerissen wird. Manchmal hätte es auch gute Gründe, aggressiv-trotzige Gedanken zu äußern und tut es doch nicht. Oft ist es unsicher, was es fragen darf und was nicht. Zwar ist es in den meisten Familien offiziell erlaubt, alles zu fragen, aber in der Wahrnehmung des Kindes kommt es einem Verbot gleich, wenn die Mutter oder der Vater eine bestimmte Art Frage immer überhört oder nur das Gesicht verzieht oder vom Thema ablenkt. Auch Rückzugstendenzen, zum Beispiel der Wunsch, eigene Gedanken zurückzuhalten und zu bewahren, also ein Geheimnis *nicht* preiszugeben, sind für viele Eltern stotternder Kinder bedrohlich, weil sich hier ja ein Bereich entwickeln könnte, der völlig außerhalb der elterlichen Kontrolle wäre.

Die Widersprüchlichkeit des elterlichen Verhaltens kann dann zur Schwächung des kindlichen Ichs und zur Entwicklung einer Grundangst mit begleitenden Gefühlen von Hilflosigkeit und Feindseligkeit führen. Das stotternde Kind wird dadurch außerordentlich empfindlich. Eine Mutter beschrieb dies mit folgenden Worten (zitiert von Philip Glasner):

> »Seine Gefühle sind schnell verletzt; er regt sich auf, wenn er kritisiert oder diszipliniert wird. Er reagiert schnell auf meine Stimmungen; er weint schnell; er kann keine Störung der Harmonie zwischen Familienmitgliedern ertragen. Er bemüht sich sehr, Erwachsenen zu gefallen. Er kann es nicht ertragen, von seinen Freunden zurückgewiesen zu werden. Er ist vorsichtig und ängstlich; ihm fehlt Selbstvertrauen. Er braucht viel Bestätigung ...«

Einige dieser Kinder möchten ihre Wünsche sofort erfüllt sehen und können hysterisch schreien, sobald ihnen etwas versagt wird und auf viele Situationen reagieren sie emotional.
Ein konkretes Beispiel dafür, wie aus dem Widerstreit der Gefühle des stotternden Kindes Stottern entstehen kann, berichtet Westrich:

> »Stellen wir uns z. B. einen Drei- oder Vierjährigen vor, um den sich seine Umwelt sehr ängstlich sorgt und der im Mittelpunkt der Besorgtheit steht. Er vermag schon recht gut die Reaktionen seiner Umwelt zu registrieren und weiß, wie leicht und schnell

Auswirkungen auf das Kind

man sich dort aufregt und was bei der geringsten Abweichung von den Erziehungsvorstellungen seiner Umwelt auf ihn ›niedergeht‹. Eines Tages entzieht er sich seiner ›engen‹ Aufsicht und geht zu einem Nachbarsjungen, mit dem zu spielen ihm aber verboten wurde. Bei seiner Rückkehr wird er befragt, wo er gewesen sei. Sagt er nun, wo er war, regt sich die Umwelt, wie er weiß, auf (abgesehen davon, dass er Strafe befürchten muss); schweigt er, gilt er als verbockt und ungezogen (was er nicht sein möchte), und lügen will und kann er nicht (da die Wahrheit doch herauskommen könnte). Unser Kleiner muss also antworten, ohne für sein Gefühl antworten zu können. Denn weder ›kann‹ er für sein Gefühl die Wahrheit sagen, noch der Antwort ausweichen, noch sonst wie aus der Situation herauskommen. Erlebnismäßig vermag er also die ›Schwierigkeit‹ weder zu meistern noch sie zu umgehen, da er Stellung beziehen muss. In dieser Notsituation bietet sich als Ausweg nur ein gefühlsgesteuertes, regressives Lösungsverhalten an, ein sprechmotorisch-gestisches Agieren als Zeichen, dass er der sprachlichen Aufforderung nachkommen will, aber keine Stellung beziehen kann.«

Mit dem Bericht einer stotternden Frau aus dem Buch von Erhard Hennen soll abschließend gezeigt werden, wie sich die beschriebenen psychodynamischen Zusammenhänge im Rückblick einer erwachsenen Person darstellen können. Roswitha Dellwing schrieb:

»Ich bin 25 Jahre alt, stottere seit meinem sechsten Lebensjahr, und zur Zeit bin ich im Prozess der Bewusstwerdung, dass alle Therapierichtungen nichts am Stottern ändern können, solange ich nicht bereit bin, das Stottern aufzugeben ... Aber warum fehlt Dir der Wille? Was ist am Stottern so positiv? Durch die Technik der Emotionalen Selbstdarstellung ... wurde es mir möglich, die Stotterhintergründe sowohl meiner Kindheit als auch die der Gegenwart aufzudecken: ...
1967 ... ‚Ich stottere – Mama hört mir geduldig zu. Die Lehrer in der Schule hören mir geduldig zu. Die Verkäuferin hinter dem Tresen hört mir geduldig zu. Sie beteuern alle, dass ich vor ihnen keine Angst zu haben brauche. – Ich habe keine Angst vor ihnen, ich weiß nicht, warum ich stottere. – Wenn ich stottere, sind alle lieb zu mir, sie schenken mir mehr Aufmerksamkeit. Ich kann sie

quälen, ohne dafür bestraft zu werden. Ich kann meinen Kopf endlich durchsetzen, ich verweigere mich, ätsch, ich bin nicht die brave, erfolgreiche, tüchtige Roswitha, ich bin zwar oberflächlich so, wie ihr mich wollt (angepasst, lieb ...), aber ich stottere! Das Stottern ist mein, das nimmt mir keiner. Ich habe kein Eigentum, immer muss ich alles abgeben, aber das nicht, das bekommt ihr nicht! Ihr sollt eine behinderte Tochter haben, sollt Euch schämen mit mir, mich nicht als Eure Glanzleistung vorzeigen können!‹

Ich begann damals zu stottern, weil mein Stottern meine einzige sozial erlaubte (eine nicht erkannte) Abwehr-, Quäl-, Selbstbehauptungsmöglichkeit war sowie die Chance, mehr Aufmerksamkeit zu bekommen (Natürlich war mir das damals nicht bewusst).

Ich wurde älter. Viele Vorteile, die ich als Kind genoss, waren keine Vorteile mehr, aber mein Stottern war inzwischen Teil meiner Persönlichkeit, meines gewohnten Verhaltens geworden. Ich fühlte mich nun als Erwachsener durch mein Stottern eher behindert, suhlte mich in Selbstmitleid und erlebte mein Stottern als etwas, das mich von vielen Freuden abhielt. Ich habe viele Jahre hinter mir, in denen ich mich unwohl fühlte, ich presste, schwitzte, ich vermied es zu sprechen, vermied bestimmte Wörter, litt vor allem unter meiner Angst, dass ich wieder stottern könnte. Ich spielte ein Spiel – die Rolle des Normalsprechenden. Ich wollte nicht als Stotterer erkannt werden, obwohl jeder hörte, dass ich Stotterer bin. ... Ich kenne mein Stottern gut, bin jahrelang damit – wenn auch oft unglücklich – klargekommen. ... Die Probleme und Vorteile, die ich beim Stottern habe, sind mir so vertraut, dass sie zu meinem Alltag gehören, hier fühle ich mich sicher und heimisch. Beim Normalsprechen habe ich andere Gefühle; sie machen mir zum Teil viel mehr Angst (gleich sein wie alle anderen, nichts Besonderes mehr sein, geachtet werden, Verantwortung tragen müssen, bewundert werden, nicht geschont werden). Mein Stottern stand für so vieles gerade – immer wenn etwas nicht klappte, gab ich dem Stottern die Schuld –, eine einfache Sache, so war es nie nötig, den Rest meiner selbst in Frage zu stellen.

Ich beobachtete also meine Gefühle, die ich beim Stottern und beim Normalsprechen hatte. Ich habe erkannt, dass harte Stottersymptome nicht mehr zu mir passen. Viele Stotter-Vorteile waren für mich als abhängiges Kind berechtigt, sind aber im Erwachsenenalter gleichgültig, ja sogar oft hinderlich geworden. Das Kind in mir agiert heute noch gerne so wie vor 20 Jahren, obwohl die Umwelt auf mich nicht mehr wie auf ein kleines Mädchen reagieren kann. Wenn sie es dennoch tut (mir schwierige Situationen abnimmt, mir Gelegenheit zur Anlehnung gibt) protestiert der erwachsene Teil in mir unzufrieden: ›Ich will es alleine schaffen, selber alles sprechen, will auch keine erzwungene Mitleids-Sympathie, sondern echte, gleichberechtigte Kontakte.‹ Klein-Rosel und Groß-Roswitha kämpften lange hartnäckig gegeneinander. Allmählich schmelzen sie zu einer Person zusammen, ich versuche beiden Teilen meines Selbst gerecht zu werden.«

Auslöser ... und warum die Geschwister nicht stottern

Das Stottern des Kindes beginnt meist in einer belastenden sozialen Situation, durch die ein bisher verdeckter familiärer Konflikt zugespitzt wird. Das kann nach der Geburt eines weiteren Kindes, nach einem Unfall oder einer Erkrankung eines Familienmitglieds, nach einem Todesfall in der Familie, nach dem Tod eines Haustiers oder nach einem Umzug geschehen; alles Situationen, in welchen die Familie neue Anpassungsleistungen vollbringen muss, um im Gleichgewicht zu bleiben. Das Stottern kann aber auch in einer äußerlich harmlosen Situation ausgelöst werden, nämlich in einem Moment, der dem Kind schlagartig verdeutlicht, wie verwirrend die Verbindungen von Gefühlen, Gedanken und Verhaltensweisen in der Familie manchmal sind. So im folgenden Beispiel: Ein 3-jähriges Kind stieg gerade die Treppe hinunter, als seine Mutter, in der Angst, es könnte fallen, plötzlich schrie. Das Kind drehte sich voll Erstaunen zur Mutter, fiel nicht hin, aber begann zu stottern.
Das ab und zu ins Stottern geratende Kind kann seine Phasen von Redeflussstörung auch wieder verlieren, ohne besonderes Zutun seiner Nächsten. Wenn die gefühlsmäßigen und familiendynami-

schen Hintergründe seines Stotterns aber unverändert bleiben und die Eltern nicht nach Wegen suchen, um die Ursachen zu verändern, kann sich daraus ein chronisches Stottern entwickeln. Im Jugendlichen- und Erwachsenenleben kann dies dann in eine Situation führen, in welcher der stotternde Mensch seine kommunikative Verantwortung so weit reduziert hat, dass sie einer »Selbstvermeidung« gleichkommt, einer Form des Handelns, als ob er nicht selbst in der kommunikativen Situation wäre. Das Stottern erlaubt dem Stotternden, sich der Stellungnahme gegenüber Konflikten zu entziehen, lässt aber wegen dieses »Gewinns« eine neue Angst entstehen, nämlich diejenige davor, das Stottern zu verlieren. Dieser Zusammenhang macht einen großen Teil der Hartnäckigkeit des Stotterns aus und erklärt die vielen Rückfälle nach Phasen flüssigerer Sprechweise.

Die beschriebenen familiendynamischen Zusammenhänge haben natürlich Auswirkungen auf alle Kinder der Familie, negative und positive. Warum belasten sie aber meist nur eines von mehreren Kindern so stark, dass dieses erkrankt? Oft hört man von Eltern stotternder (oder anders psychosomatisch kranker) Kinder, dass die Erkrankung ihres Kindes nicht viel mit den Eltern zu tun haben könne, weil doch sonst die anderen Kindern auch hätten erkranken müssen; sie seien alle auf dieselbe Weise erzogen worden. Doch dies ist eine Fehleinschätzung. In jeder Familie wird jedes Kind in eine andere Familiensituation hineingeboren. Die Geschwisterstellung bewirkt eine dieser Differenzen: Als Erstes oder Letztes (eventuell Nachzügler) geboren zu sein, bedeutet einen großen Unterschied. Auch wenn einem Kind sehr schnell ein weiteres Kind folgt, ist die Situation für das Ältere wesentlich anders als für ein Kind, das einige Jahre das Jüngste bleibt. Ähnlich wichtig sind aber auch die persönlichen Veränderungen in den Eltern während der Jahre des Kinderkriegens. Vielleicht benötigen sie gerade das erste Kind als Stabilisator der Partnerschaft oder des je eigenen Erwachsenwerdens, vielleicht aber machen die paar Jahre zwischen dem ersten und dem zweiten oder dem dritten Kind aus, dass sie – zwar mit mehr Erfahrung und in einigen Erziehungsfragen kompetenter, vielleicht aber auch mit tiefer gewordener Unzufriedenheit über ihr Leben oder die Partnerschaft – erst ein späteres Kind zu einem »neuen Aufbruch«, einem neuen Versuch, sich von Ängsten oder Zwängen zu befreien, benutzen. Es ist also überhaupt nicht erstaunlich, sondern sogar die Regel, dass in einer bestimmten Phase der Familiengeschichte nicht alle Kinder, sondern nur ein Kind der Familie psychosomatisch erkrankt, auch deshalb, weil das erkrankende Kind den kranken Teil der Familiendynamik vorübergehend an sich bindet und so die anderen Kinder vor ähnlichen Belastungen schützt. Die Geschwister eines psychosomatisch erkrankten Kindes »profitieren« von der Konzentration familiärer Konflikte um das erkrankte Kind: Sie können sich ohne allzu scharfe Beobachtung durch die Eltern freier entwickeln, finden in ihren Eltern manchmal auch Bündnispartner (»Wir wissen doch, er ist ein Empfindlicher, ein Komplizierter«) und so eine – allerdings nicht altersgemäße – Art verständnisvoller Unterstützung. Andererseits wird ihnen durch die »Störung« ihres Geschwisters ein Teil der benötigten elterlichen Aufmerksamkeit entzogen und es kann für sie schwer sein, die natürlicherweise aufsteigende Wut gegen den kleinen Rivalen ausdrücken und ertragen zu lernen. Die Wege, auf denen ihnen dies gelingt oder nicht gelingt (und sie selbst vielleicht auch erkranken) sind vielfältig.

Eine Definition des Stotterns

Die auf den vorhergehenden Seiten dargestellten Zusammenhänge zwischen dem familiären Geschehen (über mehrere Generationen), dem Erleben der Eltern, dem (anderen) Erleben des Kindes und dem kindlichen Stottern können nun so in einer »Definition des Stotterns« zusammengefasst werden, dass diese nicht nur die Oberfläche – den gestörten Redefluss – sondern auch wichtige Ursachen der Störung umfasst:

> Stottern ist eine Störung des Redeflusses, die durch häufige Wiederholungen von Silben und Worten oder durch ein verkrampftes Steckenbleiben im Sprechen und durch eine Reihe von Ängsten geprägt ist. Es kann als Auswirkung einer unbewussten Blockierung zwischen widersprüchlichen Bedürfnissen verstanden werden. Die Ursache dieses Konflikts ist eine frühe Verwicklung des Kindes in verwirrende Verhaltensweisen der Eltern. Aus verdrängten Kränkungen in der eigenen Kindheit haben die Eltern eine übersteigerte Verletzlichkeit entwickelt und zu ihrem Schutz eines ihrer Kinder mit Projektionen belegt (das Kind in wichtigen Aspekten nicht so sehen können, wie es ist). Gleichzeitig haben sie aufrüttelnde Gefühlsausdrücke ihres Kindes zu oft entwertet (überhört, beschwichtigt, verboten).

Vermutlich wird eine gewisse Anfälligkeit für Stottern auch vererbt, so dass vorwiegend Kinder mit einer bestimmten genetischen Kombination ins Stottern geraten (die Forschung zu dieser Frage läuft heute auf Hochtouren), aber genetische Faktoren allein können das Stottern nicht verursachen. Auch Besonderheiten im Funktionieren des Gehirns könnten als Disposition zum Stottern wirken, dies aber nur im Rahmen normaler Lernprozesse: Es existieren bisher keine Hinweise darauf, dass stotternde Kinder, Jugendliche und Erwachsene einen genetischen oder hirnorganischen Defekt hätten.

Die positive Kraft von Schuldgefühlen

Wenn Sie als Eltern eines (vielleicht) stotternden Kindes die obigen psychodynamischen Ausführungen lesen, denken Sie vielleicht:»Das kann doch nicht sein! Diese Dramatik ist doch übertrieben!« ... und Sie hätten Recht. Sie werden sagen:»Sicher bei

Die positive Kraft von Schuldgefühlen

uns nicht! Wir sind doch nicht so unterdrückend, so missachtend, so egoistisch!«... und Sie hätten Recht. Oder Sie sagen: »Wir sind doch nicht so gestört, mit all diesen Ängsten und Zwängen«... und Sie hätten Recht.»Wir versuchen doch stets, unserem Kind das Beste zu geben, es zu verstehen, es zu unterstützen! ... wir lieben doch unser Kind!«... und Sie hätten Recht. Zwar haben Sie den Vergleich der Struktur des Stotterns mit den »Hunde-Bildern« schon verstanden und wissen, dass einige der Erklärungen in diesem Buch zugespitzt formuliert sein müssen, wenn sie verständlich werden sollen.»Aber trotzdem ...«, werden Sie vielleicht sagen:»Struktur hin oder her ... Offensichtlich sollen wir Eltern wieder einmal schuld sein! ... Schuld am Stottern unseres Kindes! ... Das mag vielleicht in anderen Familien der Fall sein. Bei uns glauben wir das eigentlich nicht. Und überhaupt haben wir allmählich genug davon, dass die Eltern immer an allem schuld sein sollen!«

Wenn Sie so ähnlich reagieren, ist das verständlich, weil Aussagen zum Thema »Schuld« in unserer Kultur häufig missbraucht werden und es schwer geworden ist zu unterscheiden, wer was zu einem bestimmten Zeitpunkt mit einer solchen Aussage bezweckt (zum Beispiel um sich selbst von jeder Schuld zu befreien, alle Schuld anderen – womöglich den Schwächsten – zuzuschieben, oder um die Gesellschaft für alles verantwortlich zu machen und keine eigene Verantwortung mehr zu tragen).

Wenn Sie anders reagieren und denken: »Ja, wenn das mit dem Entstehen des Stotterns so ist wie hier beschrieben, dann haben wir vielleicht ...« dann wird Ihr Interesse geweckt herauszufinden, welche Faktoren in Ihrer Familie wirksam sein könnten. Dabei werden Sie es aber wahrscheinlich auch mit Schuldgefühlen zu tun bekommen. Vielleicht haben Sie schon bevor Sie zu diesem Buch gegriffen haben, Schuldgefühle wegen der Redeunflüssigkeit Ihres Kindes empfunden. Und jetzt werden Ihnen so unangenehme Gefühle durch die Lektüre dieses Buches nicht etwa genommen, sondern sogar verstärkt.»Kann das gut sein?«, fragen Sie sich.»Ja, das kann hilfreich sein«, ist eine Antwort dieses Ratgebers. Zwar nicht das Verstärken von Schuldgefühlen, aber das klare Wahrnehmen von solchen Gefühlen. Bestimmte Arten von Schuldgefühlen können nämlich als wertvolle Richtlinien unseres Handelns betrachtet werden, als Vertreter unserer je eigenen persönlichen moralischen Instanz.

Schuldgefühle sind **als Typ von Gefühlen** genau so wertvoll wie Freude, Lust, Angst, Trauer oder Wut. Sie können zwar belastend, ja quälend wirken, wie Angst (die vor Gefahren warnt), Trauer (die innerliches Abschiednehmen ermöglicht) oder Wut (die uns eine schon längst notwendige Abgrenzung erleichtert). Wenn sich eine Mutter schuldig fühlt, wenn sie zum Beispiel nachträglich einsieht, dass sie in bestimmten Situationen dem Kind nicht zugehört hat, weil sie es von ihren eigenen Gedanken überzeugen wollte, dann gibt ihr diese Einsicht die Chance, in einer nächsten ähnlichen Situation anders zu handeln. Oder wenn wir als Eltern bemerken, dass wir angeblich zum Wohl des Kindes eine vielleicht heftige Auseinandersetzung mit dem Partner vermieden haben, weil wir uns selbst zu sehr davor fürchten, können wir erkennen, dass der vorgegebene Schutz des Kindes eigentlich ein Selbstschutz ist. Das Kind würde die laute Auseinandersetzung zwischen uns gut ertragen, aber wir gestehen uns nicht ein, dass wir uns vor einer solchen fürchten. Wenn wir Zusammenhänge dieser Art erkennen, erlaubt uns dies, bei nächster ähnlicher Gelegenheit neu zu entscheiden, wie echt wir handeln wollen. Auch unsere wirklich menschlichen Wünsche nach gelegentlichem egoistischem Handeln können wir dann offener zeigen, wenn wir uns ab und zu dabei ertappen, ein egoistisches Motiv mit Altruismus (»Es ist nur zu deinem Besten«) getarnt zu haben. Es ist einfach eine Tatsache, dass wir Menschen manchmal egoistisch handeln und manchmal Fehler machen, dass wir alle ab und zu schuldig werden, ganz besonders auch als Eltern. Der vielleicht vermessendste Anspruch, den wir an uns als Eltern – und auch als Individuen – stellen können, ist derjenige, nie schuldig sein zu dürfen.

Warum ist die Auseinandersetzung mit Schuld-Themen so schwierig? Da sind zwei Gründe zu nennen. Einerseits ist dies so oder so unbequem, manchmal schmerzhaft, das lässt sich nicht

Die positive Kraft von Schuldgefühlen

vermeiden. Andererseits kommt in unserer Gesellschaft noch eine besondere Angst hinzu:

> **Wer von Schuld spricht, gerät schnell in den Verdacht, zu verurteilen.** Dabei sind dies völlig unterschiedliche Handlungen. Wer sich für Zusammenhänge zwischen Lebenssituationen, Schuld und Schuldgefühlen interessiert, ist ein Suchender und keineswegs automatisch ein Wertender. Selbst eine Schuld-Zuschreibung ist noch keine Wertung, sondern nur eine Meinungsäußerung über die aktive Beteiligung einer Person an einem ursächlichen Prozess. Zu Wertungen werden Schuldzuschreibungen erst dann, wenn der Zuschreibende seine Meinung als objektiv darstellt und zugleich noch meint, die als schuldig gesehe Person sei nun wegen ihrer Schuld zu verurteilen, sollte sich sogar selbst als Person verurteilen und müsse unter Schuldgefühlen leiden. Eine solche Vermischung von Schuldzuweisung und Verurteilung als Person entsteht in einer Kultur, in welcher die Unvermeidbarkeit des Schuldigwerdens nur ein Lippenbekenntnis darstellt, im Alltagsleben aber die unrealistische Vorstellung, ja Erwartung vorherrscht, der Mensch sollte fähig sein, sich nie schuldig zu machen.

Eine Frage nach »Schuld« wird in unserer Kultur sehr schnell als Verurteilung empfunden. Vielleicht ist dieser voreilige Verdacht ein Selbstschutz, den wir erworben haben, um uns vor unbedachten Schuldzuschreibungen durch andere zu schützen. Wenn man bedenkt, dass die Entwicklung der christlichen Kirchen auch Formen hervorgebracht hat, die Schuldzuschreibungen als moralisches Machtinstrument exzessiv verwendeten, wäre dies gut verständlich. Um sich auf eine hilfreiche Art mit Schuldgefühlen auseinanderzusetzen, muss deshalb ein neues Verständnis dieser Gefühle gewonnen werden. Ein solches kann auf folgender Sichtweise aufbauen:
Schuldgefühle sind unangenehme Gefühle, die in unterschiedlichster Intensität erlebt werden können, von leicht störend bis uner-

träglich quälend. Auch ihre Dauer kann stark variieren, von einigen Sekunden bis zu Stunden – wenn man ihr oft periodisches Wiederauftreten hinzurechnet, sogar während Jahren oder ein ganzes Leben lang. So ist es nicht erstaunlich, dass wir Menschen das Auftreten von Schuldgefühlen selten begrüßen, eher meinen, wir sollten uns von auftauchenden Schuldgefühlen möglichst schnell befreien, ja sogar manchmal glauben oder anderen Menschen einreden, »man« sollte sich – außer nach schwerer Schuld – möglichst keine Schuldgefühle »machen«. Doch Schuldgefühle entstehen ungefragt und lassen sich auch kaum durch Willensanstrengung vertreiben. Und das ist im Prinzip auch gut so, denn Schuldgefühle haben Sinn, ähnlich wie die auch unangenehmen Gefühle von Angst, die uns vor Gefahren warnen. Schuldgefühle sind Zeichen dafür, dass wir uns in unserem selbstverantwortlichen Handeln auf irgendeine Art aus dem Gleichgewicht zu uns oder zu unserer Umwelt gebracht haben. Allerdings sind nicht alle Schuldgefühle hilfreich. Deshalb gilt es zwei Arten zu unterscheiden, die nach unterschiedlicher »Behandlung« verlangen: sozial gelernte und solche, die Zeichen eigener Schuld sind.

Sozial gelernte Schuldgefühle

Wenn uns jemand in unserer Kindheit »eingeredet« hat, wir sollten uns in einer bestimmten Situation (nach einer bestimmten Handlung) stets schuldig fühlen, obwohl es bei genauerer Prüfung offensichtlich würde, dass wir in diesem Moment nichts Schuldhaftes getan haben (z. B. wenn wir nur einen besonderen Wunsch geäußert oder einen Ärger direkt gezeigt haben), dann können auch im Erwachsenenleben in der entsprechenden Situation Schuldgefühle auftauchen, unabhängig von den eigenen Meinungen zu Schuld und Unschuld. Diese sozusagen »falschen« Schuldgefühle sind nur ein Ausdruck der Angst vor Liebesverlust. Sie sind das Ergebnis einer Dressur, wie wir sie auch von Tieren her kennen (der treue Hund, der bei Ungehorsam, schon bevor er getadelt wird, mit gesenktem Kopf langsam heranschleicht). Die meisten von uns haben von ihren Eltern solche Schuldgefühle gelernt, Gefühle, die eigentlich »überflüssig« wären, die man aber nicht so leicht abstreifen kann. Erkennt man solche also sozial erworbene Schuldgefühle, dann ist es logisch, wenn sich daraus ein Ärger über die Personen entwickelt – vor allem über die eigenen Eltern –, die mit dazu beigetragen haben, dass man sich diesen quälenden Ballast erworben hat. Vorwürfe gegen die Eltern, sie hätten damals das Wohl des kleinen Kindes zu wenig beachtet, sind die Folge. Doch solche Vorwürfe provozieren oft neue Schuldgefühle, etwa in Form folgender Selbstvorwürfe:

> Man darf die eigenen Eltern doch nicht so scharf kritisieren! Man darf ihnen doch nicht unterstellen, manchmal das Wohl ihrer Kinder missachtet zu haben! Sie haben doch so viel für uns getan! Sie verdienen es nicht, beschuldigt zu werden! Und: Was würden sie denken, wenn sie solche Kritik hören würden? ... Entsetzt wären sie und könnten nicht verstehen, wie man so undankbar sein kann.

Aber auch diese Art von Schuldgefühlen ist sozial gelernt (die Eltern haben sie zu ihrem Schutz vor Kritik vermittelt). Tatsächlich darf man auch die eigenen Eltern kritisieren, muss sie sogar kritisieren lernen, wenn man zu einer eigenen Identität, zu Selbständigkeit finden will. Ärger und Wut gegenüber den eigenen Eltern zu empfinden ist nie grundlos und ist meist als angebrachte emotionale Reaktion auf erlebte Missachtungen zu verstehen. Auch die eigenen Eltern haben Fehler gemacht und auch sie waren ab und zu egoistisch. Wenn sich ihr »Kind« Jahre danach mit Ärger oder Wut an Situationen der Ungerechtigkeit oder allzu großer Härte erinnert, **dann erinnert es sich an sein Erleben und »macht« deshalb seine Eltern damit nicht schlecht.** Das erwachsen gewordene »Kind« hat keine Verpflichtung, seine Kindheit und damit seine Eltern zu idealisieren. Es gab damals Momente, in welchen es unter dem Verhalten der Eltern gelitten hat und um diese Momente zu verstehen, muss es sich an sein Leiden erinnern. Erst wenn man sich diese Zusammenhänge eingesteht und die Erinnerung an Momente von Ärger, Wut und Trauer gegenüber den Eltern zulässt, erst dann kann man sich den Eltern auf einer tieferen Ebene wieder annähern und zu neuen Fragen gelangen:

Wie ging es damals den Eltern? Haben sie ihr Erzieherverhalten frei wählen können? Haben nicht auch sie in eigenen Bindungen durch Verpflichtungen und in zugewiesenen Schuldgefühlen gelebt?

Doch. Dann muss man die Schulderklärung eine Generation weiter nach hinten platzieren und noch weiter nach hinten und noch weiter. Auf diesem Weg der im Prinzip unendlichen Beschuldigung können wir bemerken, dass die Zuschreibung von Schuld auf frühere Generationen uns eine wohltuende Lockerung zuvor verklemmter Gefühle des Ärgers bringen kann, uns vom Druck der eigenen Schuld entlastet und uns sogar unsere guten Kräfte in neuer Qualität spüren lässt. Allmählich bemerken wir aber, dass dies uns im Verstehen noch nicht viel weiter führt. Was hingegen weiterführt, sind – neben dem Erkennen eigener Schuld – das Verstehen der Zusammenhänge der über Generationen weitergegebenen Verpflichtungen, sich in bestimmten Situationen schuldig zu fühlen. **Das Interesse an diesen Zusammenhängen beginnt das Interesse an Schuldzuweisungen zu ersetzen.** Allerdings gehen solche Prozesse nicht so schnell. Verstehen braucht seine Zeit, Versöhnen und Vergeben erst recht.

Schuldgefühle als Zeichen eigener Schuld

Eine zweite – die eigentlich ursprüngliche – Art von Schuldgefühlen ist die emotionale Reaktion auf eigene Schuld. Um ihre Bedeutung zu verstehen, muss man sich auf eine Definition von Schuld beziehen. Zum Beispiel auf jene von Albert Görres: **Schuld ist die Erfahrung von »bösem Handeln« und dieses ist ein bewusstes Handeln gegen das eigene Wohl oder gegen das Wohl anderer Menschen und Lebewesen.** Schuld ist »die Erfahrung von Leben, das gegen sich selbst gerichtet ist«, sagt Edward Stein. Schuldgefühle, die aus solch »echter« Schuld entstehen (Martin Buber hatte sie als »authentische Schuldgefühle« bezeichnet), sind natürlich auch sehr unangenehm, bieten aber eine einzigartige Chance: Wenn wir die hinter ihnen stehende Schuld verstehen lernen, können wir aus diesem Verständnis heraus eigenes schuldhaftes Verhalten in der Zukunft vermehrt vermeiden. Wenn wir zum Beispiel erkennen, dass wir in bestimmten Situationen andere Menschen bewusst, absichtlich oder fahrlässig verletzt haben, dann können wir uns darauf einstellen, uns in Zukunft weniger zu verschulden. Auch wenn wir erkennen, dass wir oft nicht ernsthaft versucht haben, erkanntes eigenes chronisch selbstschädigendes Verhalten (ständiges Nachgeben, sich mit Selbstvorwürfen quälen, Überarbeiten, Überessen, süchtiges Rauchen) zu verändern, entsteht daraus die Chance, dies in Zukunft vermehrt zu tun.

Sie könnten hier jetzt einwenden: »Die meisten Eltern handeln doch nie bewusst gegen das Wohl ihrer Kinder!« Aber das stimmt nicht. Alle Eltern machen ab und zu kleine Handlungen, in welchen sie aus Bequemlichkeit oder aus einer schlecht überprüften fixen Idee heraus (z. B. sie wüssten genau, was gut sei für ihr Kind) gegen das Wohl ihrer Kinder verstoßen. Natürlich ist es richtig, wenn Eltern von ihren Kindern auch Rücksicht verlangen und manchmal zu ihrem eigenen Wohl handeln, also das kindliche Wohl nicht immer Vorrang hat. Schuldig werden die Eltern aber in den Momenten, in welchen sie dem Kind und vielleicht auch sich selbst vortäuschen, dass eine dem elterlichen Wohl gewidmete Handlung *für das Wohl des Kindes* sei. Solch kleine Verschleierungen »passieren« allen Eltern ab und zu und die Kinder leiden nicht groß darunter. Wenn sie aber häufiger und nach einem bestimmten System geschehen (wenn das Kind in einer bestimmten Situation – z. B. wenn es starke Gefühle ausdrückt – regelmäßig mit einer solchen Verschleierung verführt wird), dann kann das Kind stark verwirrt werden. Da geht es dann um subtile »kleine Schulden«, die sich in ihrer Wirkung aufschaukeln. Dabei handelt es sich meist um **kleine Unehrlichkeiten**, häufig in Form der Unterdrückung einer Ahnung: Wir ahnen – das ist eine bewusste Wahrnehmung –, dass unser Verhalten in einem bestimmten Moment andere (wichtigere) Gründe hat, als die, welche wir vorgeben, aber wir schieben diese Ahnung beiseite. Wenn die Eltern dem Kind bei bestimmten Forderungen sagen: »Es ist nur zu deinem Besten«, aber selbst spüren, dass es für sie, die Eltern, einfach bequemer ist, wenn sich das Kind so verhält, wie sie es wünschen, dann sind sie unehrlich und verwirren das Weltbild und Selbstverständnis des Kindes.

Aber die Auseinandersetzung mit eigener echter Schuld ist nicht einfach, bei großer Schuld sogar etwas vom Schwierigsten, das es gibt. Denn auch wenn man begriffen hat, wie eine Schuld entstanden ist, bleibt sie bestehen. Sie kann nicht rückgängig gemacht werden. Das trifft auch auf »kleine Schulden« zu, dem Typ von Schuld von dem hier vor allem gesprochen wird. Zu Recht kann man sich deshalb fragen, ob es überhaupt sinnvoll ist, sich mit »kleinen Schulden« zu beschäftigen, oder ob man nicht besser versuchen sollte, sie zu vergessen und in die Zukunft zu schauen. Sich mit Schuldgefühlen zu quälen hat doch keinen Sinn. Doch es lohnt sich, sich mit diesen Gefühlen auseinanderzusetzen, weil sie auch Zeichen dafür sind, welche Art von »Fehlern« uns als Eltern weiterhin besonders leicht »geschehen« können. Aus ihnen lassen sich deshalb äußerst wertvolle Einsichten für das Handeln in der Gegenwart und in der Zukunft gewinnen – allerdings nur, wenn diese Auseinandersetzung nicht zur Qual wird, sondern konstruktiv geführt werden kann. Als Hilfen zur konstruktiven Beschäftigung mit echten Schuldgefühlen können eine bestimmte Einsicht und eine besondere Haltung dienen.

Die Einsicht: Alle Eltern, also auch solche, die kein stotterndes oder anders psychosomatisch erkranktes Kind haben, stoßen auf Schuldgefühle und auf Schuld, wenn sie danach suchen. Erziehung ist gar nicht möglich, ohne sich von Zeit zu Zeit zu verschulden. Falls Sie sich besonders starke Vorwürfe machen, sollten Sie auch wissen: Die Auseinandersetzung mit eigener Schuld wird erst dann hilfreich, wenn es nicht mehr um die Frage geht, wer mehr oder weniger Schuld hat, sondern nur noch um die Frage, wie zukünftige Schuld teilweise vermieden werden kann.

Die Haltung: Fragen nach eigener Schuld lassen sich nur dann konstruktiv erforschen, wenn Sie bereit sind, neben Ehrlichkeit auch ein gewisses Maß an Nachsicht walten zu lassen. Seien Sie gegenüber sich selbst verständnisvoll und wohlwollend. Sie verdienen es, zu sich selbst auch freundlich zu sein. Seien Sie nicht radikal: Wenn Sie erkennen, dass eine Ihrer Verhaltensweisen für Ihr Kind ein wesentliches Problem sein könnte, versuchen Sie diese *ein wenig* zu verändern. Kinder sind sehr aufmerksam für kleine Verhaltensänderungen der Eltern, die ihnen mehr Spielraum oder eine neue Qualität von Geborgenheit ermöglichen. Für sie zählt, ob Sie »auf dem Weg« sind, nicht ob Sie bereits ein bestimmtes Ziel erreicht haben.

Sollten Sie, liebe Eltern, bei all diesen Gedanken zum Thema »Schuld und Schuldgefühle« denken: »Nein, diese Sichtweise mit den ›schuldigen Eltern‹ kann ich nicht akzeptieren!«, dann eröffnet sich ein anderer Zugang zum hier vertretenen Verständnis des Stotterns durch folgenden Rat: Ersetzen Sie das Wort »Schuld« durch das Wort »Ursache« und kümmern Sie sich danach statt um Schuldfragen um Ursachenfragen. Die Frage ist dann, wo tragen wir als Eltern mit dazu bei, dass unser Kind manchmal im Sprechen stecken bleibt? Als Eltern haben Sie vielerlei Einfluss auf Ihr Kind, so auch auf seine Sprechweise. Auch bei allen Stärken, die Ihr Kind entwickeln konnte, haben Sie ursächlich mitgewirkt. So schließt sich der Kreis, denn man könnte ohne weiteres sagen: Sie tragen auch »Schuld« für die Stärken und die liebenswerten Seiten, die Ihr Kind entwickeln konnte. Auf vielerlei Art und Weise haben Sie Ihr Kind bisher sehr gut unterstützt, so dass es viele erfreuliche Seiten entfalten konnte.

Das Drei-Generationen-Verständnis

Das Stottern eines Kindes entwickelt sich also nicht »aus dem Blauen« heraus, nicht aus irgendeinem unerklärlichen Grund, der allein im Kind steckt. Es entwickelt sich im Zusammenhang mit seiner frühen Lebensgeschichte, der Paargeschichte und den Lebensgeschichten seiner Eltern (oder anderen wichtigen Bezugspersonen). Die »Gefühlsknoten« der Eltern, welche zur Entwicklung des kindlichen Stotterns beitragen, haben sich aber auch nicht

»aus dem Blauen« heraus entwickelt. Auch sie sind in der Kindheit – der Kindheit der Eltern – entstanden. Deshalb muss man feststellen:

> Erst wenn einiges der hinter dem Stottern stehenden Gefühlsverwirrung über mindestens drei Generationen (Stotternder – Eltern – Großeltern) erkennbar wird, kann das Stottern eines Individuums verstanden werden.

Dies bedeutet nicht, dass die Großeltern direkt in die Therapie einbezogen werden müssten. Es bedeutet aber, dass die emotionalen Konflikte des Stotternden nicht nur vor dem Hintergrund des Verhaltens und Erlebens seiner Eltern, sondern auch vor jenem der Kindheitserlebnisse der Eltern gesehen werden müssen. Die Logopädin und Kinderpsychoanalytikerin Frieda Kurz schreibt:

> »Wenn die unbewussten Zusammenhänge zwischen den eigenen [Kindheits-]Erfahrungen und den Schwierigkeiten mit dem Kind erkannt werden, können sich Missverständnisse und fixierte Verhaltensweisen aus den Wiederholungszwängen lösen.«

Nur so kann deutlich werden, warum sich Eltern – manchmal trotz besseren Wissens – in bestimmten emotionalen Situationen verwirrend verhalten haben und sich in einer scheinbar unverständlichen Art von Zwang weiter verwirrend verhalten. Aus den »Gefühlsknoten« werden »Verhaltensknoten«, die nicht direkt aufgelöst werden können. Deshalb bleiben Aufforderungen von Verhaltenstherapeuten an Eltern oft so folgenlos, wirken meist wie der berühmte Tropfen auf den heißen Stein. Im besseren Fall bewirken sie die Reaktion: »Ja, ja, ich weiß, ich sollte ... aber es gelingt mir nicht; ich bin eben so.« Im schlechteren Fall bewirken sie eine Abwehr: »Also in anderen Familien, da ist es noch viel ... als bei uns.« Veränderbar sind die mit »Gefühlsknoten« verbundenen »Verhaltensknoten« meist erst dann, wenn die betroffene Person erkennt, welchen Sinn diese in ihrer Kindheit hatten. Erst dann wird einsichtig, dass sie im Erwachsenenleben eigentlich

Das Drei-Generationen-Verständnis

überflüssig wären ... und dass sie allmählich gelockert werden könnten. »Gelockert« bedeutet hier, dass die Verhaltensweise nicht verschwindet, aber dass sie nicht mehr impulsiv in jeder kritischen Situation zur Anwendung kommen muss. Die lebensgeschichtliche Verankerung unserer »Verhaltensknoten«, also der oft ähnlich wiederkehrenden Verhaltensweisen, die wir an uns selbst nicht mögen, die wir aber auch nicht einfach lassen können, ist der eigentliche Schlüssel im psychosomatischen Denken überhaupt. Es sind Knoten, die einerseits unser soziales Verhalten stören, andererseits aber auch unsere interne Kommunikation verwirren, unser Gespräch mit uns selbst und unser Verständnis für uns selbst. Wenn wir die Geschichte dieser Verhaltensknoten zu verstehen beginnen, werden wir freier für neue Verhaltensweisen. Der einzige Weg dazu ist die bewusste Auseinandersetzung mit unserer eigenen Geschichte, ganz besonders mit unserer Kindheit. Wer diesen Weg geht, entwickelt allerdings automatisch auch ein Interesse an der Suche nach der Schuld der eigenen Eltern. Wie oben schon beschrieben führt dies wegen der tatsächlichen oder vermeintlichen Beschuldigung der Eltern oft zu neuen Schuldgefühlen. Diese (gelernten und nicht von realer Schuld abstammenden) Gefühle können manchmal quälend wirken und sind nicht einfach abzulegen. Hilfreich bei der Bewältigung dieser Art Schuldgefühle sind zwei Gedanken, derjenige an die Relativität der Schuld der Eltern (auch die Eltern, Großeltern und Urgroßeltern haben Verletzungen in ihrer Kindheit erlebt und wurden in deren Folge in ihrer erzieherischen Freiheit auch eingeschränkt) und jener an die Unmöglichkeit, gewisse Schulden direkt zurückzuzahlen: Vieles, was Eltern ihren Kindern an Unterstützung zukommen lassen, ist naturgemäß einseitig »geschenkt«. Die Kinder sollen dieses Geschenk annehmen und es gut verwalten, nicht aber meinen, es müsse oder könne zurückbezahlt werden. Kein Mensch kann die Sorge, die ihm seine Eltern während der Zeit als er in Mutters Bauch lag oder in der Zeit unmittelbar danach angedeihen ließen, »zurückzahlen«. Höchstens weitergeben ist möglich, an die eigenen Kinder, an andere Menschen oder dann in anderer Form doch zum Wohl der Eltern als Zuwendung (nicht Aufopferung) in deren höherem Alter. Wenn man als Erwachsener auf reale Schuld der eigenen Eltern stößt, wenn einem also bewusst wird, dass die eigenen Eltern teilweise bewusst auf Kosten des Kindes nach ihren eigenen Bedürfnissen gelebt und in diesem Sinn das Kind missbraucht haben, bleibt letztlich – wenn es sich nicht um einen strafrechtlich relevanten Missbrauch handelt – nur der Weg, die Enttäuschung oder den Missbrauch zu empfinden und zu lernen, das zugefügte Unrecht zu betrauern. Erst diese Trauerarbeit befreit die Erwachsenen aus dem unbewussten Zwang, die ihnen anvertrauten Kinder neuen Formen des (meist subtilen) Missbrauchs zu unterwerfen, um über sie doch noch das lang Ersehnte zu erzwingen. Nur vollzogene Trauer ermöglicht es, die unerfüllten Wünsche der Vergangenheit loszulassen, die aktuellen Wünsche der Gegenwart anzupassen und sie damit auf sinnvolle Ziele der Zukunft auszurichten.

Eltern, welche sich auf diesen Weg begeben wollen, oder sich schon auf ihm befinden, seien zwei gut lesbare Bücher herzlich empfohlen:

Howard Halperns Buch »**Abschied von den Eltern**« (2001; 238 Seiten) trägt den Untertitel »Eine Anleitung für Erwachsene, die Beziehung zu den Eltern zu normalisieren.« Über dessen Entstehung schreibt der Autor im Vorwort:

> »Als ich vor vielen Jahren ein Buch für Eltern über Kinder veröffentlichte, sagte ein zehnjähriger Patient zu mir: ›Wie wäre es, wenn du mal ein Buch für uns Kinder darüber schreibst, wie wir mit unseren Eltern zurechtkommen können? So etwas brauchen wir.‹ Diese Idee setzte sich in mir fest, entwickelte sich und nahm schließlich Gestalt an in der Form eines Buches, das allerdings nicht für Kinder, sondern für Erwachsene gedacht ist, denn auch Erwachsene haben oft erhebliche Schwierigkeiten bei ihren Beziehungen zu ihren Eltern. Deshalb möchte ich diesem kleinen Jungen danken, der den Anstoß hierzu gegeben hat, und auch den vielen Patienten, die diese Ideen in mir verstärkt haben, indem sie mich teilhaben ließen an ihrem Kampf, von ihren Eltern losgelöste Individuen zu werden und sich in ihrer eigenen Ganzheit zu entdecken.«

Das Drei-Generationen-Verständnis

Halperns Buch ist besonders leicht lesbar, weil es nicht nur mit gebührendem Respekt, sondern auch mit viel Humor geschrieben ist.

Verena Kasts Buch »Vater-Töchter, Mutter-Söhne« (1996, 286 Seiten) mit dem Untertitel: »Wege zur eigenen Identität aus Vater- und Mutterkomplexen« wird (auf dem Umschlag) wie folgt beschrieben:

»Komplexe zu haben ist kein Makel, sondern sie sind eine Strukturform der Psyche. Vater- und Mutterkomplexe sind bei den meisten Menschen besonders stark ausgeprägt. Sie entstehen in der Kindheit und sind eine individuelle Reaktionsform auf die Beziehungen zu den Eltern und anderen Bezugspersonen sowie auf die gesamte Kultur. Je nachdem, wie die Ablösung aus diesen Komplexen gelingt oder nicht, können sie sich hemmend auf die Beziehungen, auf das Selbstverständnis und auf das Berufsleben auswirken.

Verena Kast macht anschaulich, wie sich im Leben der Frau und des Mannes die Mutter- und Vaterkomplexe auswirken. Selbst ursprünglich positive Mutter- und Vaterkomplexe können im Leben des Erwachsenen negative Folgen haben. Die Ablösung aus diesen Komplexen bleibt eine lebenslange Aufgabe, und sie eröffnet dem einzelnen neue Lebensmöglichkeiten.«

Kasts Buch ist in einer etwas »gehobeneren« Sprache (mit einigen Fremdwörtern) geschrieben, ist aber auch für psychologisch interessierte Laien – speziell für jene, welche sich durch die Psychologie von C. G. Jung besonders angesprochen fühlen – gut lesbar.

3 Was können Sie als Eltern tun?

Wenn Sie, liebe Eltern, wissen, befürchten oder vermuten, dass Ihr Kind stottert (stottern könnte), haben Sie fünf Möglichkeiten, sich gezielter um diese Beunruhigung zu kümmern:

- Sie besprechen Ihre Sorge mit Ihrem (Ehe)Partner, Ihrer (Ehe)Partnerin oder einem anderen Ihnen nahestehenden Erwachsenen. (S. 78)
- Sie melden sich zur Abklärung des Sprechproblems Ihres Kindes an einer kompetenten Abklärungsstelle an. (S. 79)
- Sie lernen, wie Sie am besten auf die Redeunflüssigkeiten Ihres Kindes reagieren und auf welche Weise Sie es beim möglichst freien Sprechen unterstützen können. (S. 91)
- Sie versuchen, die Ursachen des Problems Ihres Kindes erkennen, verstehen und allmählich verändern zu lernen. (S. 100)
- Sie informieren sich an weiteren Orten über das Problem des kindlichen Stotterns und die dafür geeigneten Vorbeugungs- und Behandlungsmöglichkeiten. (S. 109)

Alle fünf Wege sind im Prinzip gleichzeitig begehbar. Allerdings ist es wohl klug, eher einen nach dem anderen unter die Füße zu nehmen, um sich nicht selbst zu überfordern oder zu verlieren. Entscheiden Sie selbst, mit welchem Sie beginnen wollen. Naheliegend ist vielleicht, dass Sie zuerst das Gespräch mit Ihrem Part-

Was können Sie als Eltern tun?

ner, Ihrer Partnerin oder einem anderen nahestehenden Erwachsenen suchen und sich mit diesem zusammen oder allein – wie sie es gerade jetzt tun – besser informieren. Beachten Sie dabei aber, dass das am einfachsten zu handhabende moderne Suchsystem, nämlich die **Suche im Internet**, seine Tücken hat: Die am schnellsten ins Auge stechenden Informationen sind nicht unbedingt die hilfreichsten. Zum Thema »Stottern« existieren Hunderte von Homepages. Die meisten von ihnen sind aber nicht von Fachleuten, sondern von Selbsthilfegruppen ins Netz gestellt worden. Selbsthilfegruppen können für erwachsene Stotternde eine außerordentlich hilfreiche Sache sein. Für viele Menschen, die seit Jahren als chronisch Stotternde leben, ist eine Selbsthilfegruppe der einzige soziale Ort, an welchem sie sprachlich-soziale Beziehungen ohne Angst erleben können. Für Kinder sind Selbsthilfegruppen aber ungeeignet. Und wenn sich die Vertreter der Selbsthilfe als Berater von Eltern stotternder Kinder anbieten (oder gar – was immer häufiger geschieht – Eltern-Kind-Kurse unter der Leitung »erfahrener« Stotternder anbieten), dann überschreiten sie ihre Kompetenz: Erwachsene Laien, die immer noch stottern, sind die denkbar schlechtesten Berater für Eltern, die befürchten, dass ihr Kind stottern könnte.

Eine andere Verlockung für Sie kann die »**unendliche Suche**« sein: Sie wollen sich besser und immer besser über das Problem, das Sie beschäftigt, informieren, suchen weiter und weiter ... und verpassen dabei den Zeitpunkt, zu welchem auch Ihnen eigentlich klar geworden ist, dass Ihr Kind tatsächlich stottert und eine professionelle Abklärung der Sprechunflüssigkeit angebracht wäre.

Eltern, die sich Sorgen um das Sprechen eines ihrer Kinder machen, sind manchmal von vielen Kräften hin- und hergerissen. Sie hoffen, dass ihr Kind das »Anstoßen« von selbst verlieren wird, befürchten aber, dass dies doch nicht so sein könnte. Sie möchten es allein schaffen, ihr Kind optimal zu unterstützen, wissen aber nicht so recht wie. Sie scheuen sich davor, dem Problem durch eine sprachtherapeutische Abklärung noch mehr Gewicht zu verleihen, so dass das Sprechen des Kindes vielleicht noch unflüssiger würde und fühlen sich beschämt oder schuldig, dass in ihrer Familie ein solches Problem überhaupt existiert. Aus all diesen Gründen ist der direkte Schritt, das vermutlich stotternde Kind für eine Sprachabklärung anzumelden, für viele Eltern eine große Hürde. Deshalb: Entscheiden Sie, wann es sich für Sie und Ihre Familie lohnen könnte, diese Hürde zu überspringen ... oder sich zumindest mal direkt bei einer professionellen Abklärungsstelle danach zu erkundigen, wie die Hürde an dieser Stelle konkret aussehen würde.

Im Folgenden sollen die erwähnten fünf Möglichkeiten, das Redeflussproblem Ihres Kindes und Ihre Sorge darum ernst zu nehmen, ausführlicher dargestellt werden.

3.1 Das Gespräch mit einem Erwachsenen Ihres Vertrauens

Vielleicht haben Sie Ihrem Partner, Ihrer Partnerin oder einem anderen nahestehenden Erwachsenen schon von Ihrer Sorge erzählt. Häufig taucht die Besorgnis um den Redefluss des Kindes früher bei der Mutter als beim Vater auf. Das hat seine natürlichen Gründe: Die meisten Mütter haben häufiger Kontakt zu ihren Kindern als die Väter und werden also mit einem sich anbahnenden Problem intensiver konfrontiert. Zudem ist es oft hilfreich und kann der Stabilität der Familie dienen, wenn Väter manchmal einen etwas distanzierteren (»objektiveren«) Standpunkt zum Familiengeschehen einnehmen und sich »wegen dem, was zu Hause geschieht« nicht so schnell aus der Fassung bringen lassen. Aber manchmal ist diese väterliche Haltung nicht mehr hilfreich, nämlich dann, wenn Sie sich als Mutter über eine gewisse Zeit ernsthaft Sorgen machen. Dann ist es wahrscheinlich sinnvoll, wenn Sie gegenüber Ihrem Partner hartnäckiger werden:»Du, ich möchte jetzt, dass wir uns mal zusammen hinsetzen und uns überlegen, wie schlimm das Sprechproblem unseres Kindes wirklich ist und ob wir etwas dagegen unternehmen sollten.« Ein solches Gespräch (bei dem sich die Partner mit einer Tasse Kaffee oder Tee gegenübersetzen und etwas Zeit haben) kann einiges klären. Zum Beispiel wird darin deutlich, dass eigentlich beide Partner beunruhigt sind und mit einer professionellen Abklärung des Problems einverstanden wären. Oder die unterschiedliche Sichtweise der beiden wird für sie besser verständlich und führt sie zum Schluss, jetzt noch nichts zu unternehmen, aber gut darauf zu achten, wie es mit dem Sprechen ihres Kindes weitergeht und ihre Wahrnehmungen bald wieder miteinander auszutauschen.

Wenn Sie alleinerziehend sind, teilen Sie Ihre Besorgnis einem Erwachsenen mit, dem Sie vertrauen. Vielleicht wissen Sie sofort, wer dafür in Frage kommt: eine Freundin, ein Freund, eine Kollegin, ein Kollege oder ein Geschwister. Vielleicht denken Sie dabei auch an Ihre Eltern. Aber dies könnte schwierig werden: Großeltern haben ihre eigenen, manchmal starren Vorstellungen davon, was ihren Enkeln gut täte und was nicht. Sie sind auch in einer anderen Zeit aufgewachsen als Sie und erst recht als Ihr Kind. Deshalb ist es vermutlich klüger – vor allem wenn Ihre Mutter oder Ihr Vater eine Person sein sollte, die mit Ratschlägen besonders schnell zur Hand ist –, wenn Sie sich einem Menschen Ihrer Generation anvertrauen. Ihre Sorge ist ein Problem, das Sie ohne den Rat und die Erlaubnis Ihrer Eltern lösen müssen, wenn es eine Lösung werden soll, die Ihre eigene ist.

3.2 Rechtzeitige Abklärung

Falls die Redeunflüssigkeiten Ihres Kindes bereits einem beginnenden Stottern entsprechen, steigen die Chancen für den Erfolg einer professionellen Unterstützung, je früher Sie sich dazu entschließen können, sich mit Ihrem Kind für eine logopädische Abklärung anzumelden.

Zeichen, die auf ein ernsthaftes Problem hinweisen könnten

Das wichtigste Zeichen dafür, dass es gut wäre, dem Sprechproblem Ihres Kindes mehr Beachtung zu schenken, ist **das Maß Ihrer eigenen Beunruhigung.** Wenn es sich in einer logopädischen Abklärung herausstellen sollte, dass Ihr Kind gerade in einer vorübergehenden Phase der Verunsicherung steht, in welcher es gut verständlich ist, dass auch sein Sprechen Unsicherheit ausdrückt, werden Sie sich um diese Verunsicherung kümmern können. Das Kind braucht in diesem Fall keine besondere Unterstützung von außen, weil es wahrscheinlich von selbst wieder zum flüssigen Sprechen finden wird. Diese Information kann Sie beruhigen und die von Ihnen gehegte Sorge mildern. Wenn Ihnen aber eine bestimmte Unterstützung für Ihr Kind oder für Sie empfohlen wird, werden Sie froh sein, die Initiative dazu selbst ergriffen zu haben. **Wenn Sie nur leicht beunruhigt sind,** lohnt es sich auf folgende spezielle Zeichen zu achten, die darauf hindeuten, dass sich die Sprechunflüssigkeiten Ihres Kindes zu einem chronischen Stottern entwickeln könnten oder schon entwickelt haben:

- Sie erkennen sich und Ihre Familie (auch Ihre eigenen Eltern) in mehreren der im theoretischen Teil dieses Buches beschriebenen problematischen Punkten deutlich wieder.
- Sie sind zur Meinung gelangt, dass Sie in verschiedenen der im praktischen Teil beschriebenen Punkten (»Reaktionen aufs Stottern verbessern«, »Ursachen verändern«) Lernfortschritte machen möchten oder sollten.
- In Ihrer Herkunftsfamilie oder in jener Ihres Partner (Ihrer Partnerin) gibt es andere Menschen, die stottern oder gestottert haben.
- Ihr Kind zeigt deutliche Sprechunflüssigkeiten, die einige Tage andauern, dann weg zu sein scheinen, aber bereits mehrmals wieder aufgetaucht sind.
- Die Sprechunflüssigkeiten haben eine strengere Form: Ihr Kind wiederholt nicht nur Worte oder Silben, sondern bleibt in ei-

Rechtzeitige Abklärung

nem Wort für einige Sekunden stecken, beginnt das Wort von Neuem und bleibt wieder stecken. Oder sein Gesicht, vielleicht auch seine Körperhaltung, zeigen, dass es krampfhaft versucht, ein Wort herauszubringen, was ihm aber erst nach mehrfachem Anlauf gelingt.

- Sie bemerken oder befürchten, dass Ihr Kind unter den Unflüssigkeiten leidet, vielleicht weil es manchmal ärgerlich auf sein Steckenbleiben reagiert, weil Sie schon gehört haben, dass es von anderen Kindern ausgelacht worden ist oder weil Ihnen auffällt, dass Ihr Kind auch zu Hause manchmal lieber schweigt als dass es etwas sagt.

- Andere Erwachsene (Freunde, Verwandte, eine Kindergärtnerin) haben Sie schon auf den Redefluss Ihres Kindes angesprochen und Sie wussten nicht recht, wie Sie darauf reagieren wollten.

Wenn Sie mehrere dieser Zeichen (oder nur eines, dieses aber besonders deutlich) erkennen, wäre es klug, Ihr Kind zu einer logopädischen Abklärung anzumelden. Das Alter des Kindes spielt dabei keine große Rolle, denn es hat sich gezeigt, dass auch kleine Kinder (ab etwa 2½ Jahren) und deren Eltern von einer therapeutischen Beratung profitieren können.

An wen Sie sich wenden können

Die Frage, wo Sie die beste Unterstützung finden, wenn Sie sich für eine logopädische Abklärung entschieden haben, ist aus zwei Gründen nicht so einfach zu beantworten: Erstens weil die Institutionen, welche solche Dienstleistungen anbieten, in verschiedenen Kantonen und Bundesländern unterschiedlich organisiert sind und zweitens, weil es die Unterschiede im therapeutischen Verständnis des Stotterns zwischen verschiedenen Fachleuten zu beachten gilt (unterschiedliche Menschenbilder, unterschiedliche Zielsetzungen).

Grundsätzlich sinnvolle Abklärungs-Adressen sind:
- frei praktizierende Logopädinnen und Logopäden (bzw. Sprachheiltherapeutinnen und -therapeuten), die Abklärung und Therapie von kleinen stotternden Kindern anbieten.
- die phoniatrischen Abteilungen (Hör-, Stimm- und Sprachabteilungen), die zur HNO-Klinik (Hals-Nasen-Ohren-Klinik) eines Universitätsspitals oder eines größeren Krankenhauses gehören.
- Kinderspitäler, in welchen auch Logopäden und Logopädinnen (bzw. Sprachheiltherapeutinnen und -therapeuten) arbeiten.
- Schullogopädinnen und -logopäden, die von der Schulgemeinde Ihres Wohnortes angestellt sind (meist nur für Kinder ab Kindergarten- oder Schulalter).
- in Deutschland: frei praktizierende Fachärzte für Sprach-, Stimm- und kindliche Hörstörungen.

Ein hilfreicher Schritt bei der Suche nach einer Abklärungsstelle kann darin bestehen, Kontakt mit der Logopädin Ihrer Schulgemeinde aufzunehmen. Sie kennt die Abklärungsmöglichkeiten in Ihrer Region und kann Sie vielleicht auch schon über Unterschiede der Abklärungsprozeduren und auch der Haltungen der abklärenden Fachleute informieren.

Der konkrete Ablauf der logopädischen Abklärung eines Kindes mit Redeflussstörungen kann hier nicht detailliert beschrieben werden, weil er von Ort zu Ort und von Therapeut zu Therapeut zu unterschiedlich ist. Alle Fachleute werden aber darauf achten – umso genauer, je kleiner Ihr Kind ist –, dass Sie als Mutter oder Vater bei der Abklärung anwesend bleiben und sich Ihr Kind nicht allein mit fremden Leuten auseinandersetzen muss. Zudem verläuft eine solche Abklärung stets spielerisch, das heißt, Ihr Kind wird keinem Druck ausgesetzt, etwas zu tun oder zu zeigen, das es nicht möchte. Einzig die kurze Hals-Nasen-Ohren-Untersuchung, die z.B. an phoniatrischen Abteilungen bei der Abklärung von Kindern mit Redeflussstörungen dazugehört, kann Ihr Kind als ein wenig unangenehm empfinden, obwohl sie in der Regel völlig schmerzlos ist. Sie bietet aber den Vorteil, dass eine organische Fehlbildung oder Erkrankung im Hals-, Nasen-, Ohrenbereich und eine Hörstörung ausgeschlossen werden kann. In der logopädischen Abklärung wird zunächst angestrebt, einen Gesamteindruck von der Persönlichkeit Ihres Kindes, seiner Sprachentwicklung und anderen Entwicklungsbereichen zu gewinnen. Vielleicht wird dabei Ihr Kind (in Ihrer Anwesenheit) zu einem kindgerechten Gespräch übers Stottern eingeladen (zum Beispiel mit einem stotternden Stofftier), um von ihm zu erfahren, wie sehr es sich seines Redeflussproblems bewusst ist und wie stark es sich von diesem gestört fühlt. Im Gespräch mit Ihnen wird versucht, Ihre Beobachtungen rund um Ihr Kind zu verstehen und einen Einblick in die Familiensituation zu gewinnen.

Auf was Sie achten können

Wie können Sie abschätzen, ob die Abklärungsstelle, bei der Sie sich erkundigen, auf eine Art mit Ihnen und Ihrem Kind zusammenarbeiten wird, die Ihnen passt, Ihnen und Ihrem Kind entspricht? Es gibt Institutionen und Therapeuten, die ihre Aufmerksamkeit so stark auf den Redefluss des Kindes konzentrieren, dass sie psychosoziale und besonders familiäre Faktoren wenig beachten. Ihr direktes Ziel ist die Verringerung des Stotterns mit verhaltenstherapeutischen Übungsverfahren. Institutionen und Therapeuten, die das Stottern als psychosomatisches Geschehen verstehen – so wie dies im vorliegenden Buch dargestellt wird –, interessieren sich stärker für Ihre Familiensituation und Familiengeschichte und legen deshalb besonderen Wert auf das Gespräch mit den Eltern. Sie sind zwar (noch) nicht in der Mehrzahl, aber es gibt heute im deutschsprachigen Europa bereits recht viele Logopädinnen und Logopäden, welche nach einem psychosomatischen Verständnis arbeiten. Da dieser Ansatz in der Behandlung stotternder Kinder aber an den logopädischen/sprachheiltherapeutischen Ausbildungsstätten und in den Lehrbüchern noch nicht richtig Fuß gefasst hat, getrauen sich heute erst nur wenige Logopäden, ihre Arbeitsweise als »psychosomatisch«, »tiefenpsychologisch«, »psychodynamisch« oder »familiendynamisch« zu bezeichnen, obschon ihre Arbeitsweise diese Bezeichnungen verdienen würde. Wenn Sie also auf der Suche nach einer Abklärungs- oder Therapiestelle direkt danach fragen, wer denn »psychosomatisch-tiefenpsychologisch-psychodynamisch-familiendynamisch« arbeite, werden Sie nur auf sehr wenige Angebote stoßen. Fragen sie deshalb lieber, ob

- eine vorgeschlagene Abklärung neben dem direkten Kontakt zum Kind auch ein oder mehrere längere Gespräche mit den Eltern (ohne Kind) umfasst;
- ob bei einem (eventuell sinnvollen) Therapievorschlag nicht nur die Arbeit mit dem Kind sondern auch eine Elternarbeit vorgesehen ist;
- und ob eine (eventuell sinnvolle) Therapie mit dem Kind nach spieltherapeutischen (und nicht vor allem nach übungstherapeutischen) Prinzipien erfolgen wird.

Verlassen Sie sich dann auf Ihr »Gespür«, auf Ihre Einschätzung des Einfühlungsvermögens der Therapeutin (des Therapeuten), auf ihre (seine) Stimme und Sprechweise, auf die Atmosphäre, die Sie in einem ersten Gespräch mit ihr (ihm) wahrnehmen. Lassen Sie sich die Arbeitsweise der Therapeutin (des Therapeuten) beschreiben und bilden Sie sich daraus Ihre eigene Meinung.

Was Sie von einer Abklärung erwarten dürfen

Eine logopädische Abklärung, die auch tiefenpsychologisch orientiert ist (unabhängig davon, ob sie »tiefenpsychologisch« genannt wird oder nicht), wird eines der folgenden Ergebnisse bringen:

Rechtzeitige Abklärung

- Die Sprechunflüssigkeiten werden als **Ausdruck einer vorübergehenden Verunsicherung beurteilt,** Sprachentwicklungsprobleme sind keine zu erkennen und das Kind erscheint im Ganzen als kommunikativ. »Kommunikativ« bedeutet nicht unbedingt »sehr gesprächig«, aber es bedeutet, dass das Kind leicht und gern Kontakt aufnimmt – mit den Augen, mit der Sprache oder im Dialog über Spielzeuge oder Stofftiere – und dass es wagt, etwas von seiner Gefühlswelt, seinen Wünschen oder seinen Phantasien zu zeigen. Wenn auch keine wesentlichen familiären Konflikte vorzuliegen scheinen, wird den Eltern entweder ein Kontrolltermin in einigen Monaten vorgeschlagen oder aber die Eltern werden aufgefordert, sich wieder zu melden, wenn sich neue Besorgnis oder Fragen ergeben.

- Die Sprechunflüssigkeiten werden als **Ausdruck einer vorübergehenden Verunsicherung beurteilt,** aber es zeigen sich einige **Probleme in der Sprachentwicklung oder das kommunikative Verhalten des Kindes erscheint gehemmt** und/oder **ein wesentlicher familiärer Konflikt** ist in der Abklärung zur Sprache gekommen. In diesem Fall werden den Eltern einige weitere Elterngespräche und – falls die Sprachentwicklungsstörung oder Hemmung beträchtlich ist – parallel dazu auch eine logopädische spieltherapeutische Behandlung des Kindes vorgeschlagen.

- Durch die Abklärung lässt sich **nicht richtig erkennen,** ob es sich beim Redeflussproblem des Kindes um ein beginnendes Stottern handelt und welche familiären Konflikte von Bedeutung sein könnten. Deshalb werden einige weitere Elterngespräche und danach ein weiterer Kontrolltermin mit dem Kind vorgeschlagen.

- Das Redeflussproblem wird als **beginnendes oder schon chronifiziertes Stottern** diagnostiziert und einige familiäre Konflikte sind erkenn- oder erahnbar. Eine kombinierte Therapie (logopädische Spieltherapie und Elterngespräche) wird vorgeschlagen.

Wie eine eventuell notwendige Therapie aussehen könnte

Innerhalb eines psychosomatischen Therapie-Ansatzes besteht die logopädische Therapie mit dem Kind hauptsächlich aus einer Spieltherapie. Das heißt, Ihr Kind wird in der Therapiestunde nicht »das flüssige Sprechen üben« (das es ja in einigen Situationen sowieso kann), sondern im freien und manchmal gelenkten Spiel seine Möglichkeiten des Fühlens und Denkens und des Ausdrucks seiner Bedürfnisse besser erkennen und vertiefen lernen. Es wird dabei ermuntert, seine Gefühle und Gedanken auszudrücken, sich möglichst erkennbar zu freuen, wenn es sich freut, sich deutlich zu ärgern, wenn es sich ärgert, auch Trauer zu zeigen, wenn es traurig ist und zu widersprechen, wenn es widersprechen möchte. Einige Kinder können schon zu Beginn einer Therapie fast zu gut widersprechen (vielleicht aber nur den Eltern und nicht anderen Kindern oder Erwachsenen). Für diese geht es dann eher darum zu entdecken, wann und wie sie einlenken könnten, wenn sie sich mit ihrem häufigen Widerspruch zu oft Ablehnung einhandeln. Ziel dieser gefühlsbetonten Arbeit ist es, dem Kind zu helfen, sein Erleben wieder verstärkt mit seinem Ausdruck und allmählich besonders auch mit seinem sprachlichen Ausdruck zu »verlöten«. Da das Stottern aus Ängsten entstanden ist, welche das Kind durch eine Aufspaltung der Verbindung zwischen Fühlen und Sprechen zu lindern versucht hat, kommt der Stärkung dieser Verbindung größte Bedeutung zu. Für die Eltern hat dieser Hauptteil der logopädischen Arbeit nicht gerade bequeme Auswirkungen. Wenn sie fruchtet, wird das Kind im Kontakt mit den Eltern einiges neu ausprobieren. Es wird zum Beispiel frecher (oder anders frech, wenn es auf die eine Art schon frech war), sagt klarer, was es will, ist manchmal deutlicher traurig (und hemmt damit vielleicht das reibungslose Funktionieren des Familienalltags), ist manchmal laut, manchmal verschwiegen (es entscheidet bewusster, was es den Eltern erzählt und was nicht). Aber: Wenn ihm die bessere Verbindung zwischen dem Erleben und dem Ausdruck seiner Gefühle gelingt, wird es auch Ich-stärker. Es erträgt dann Enttäuschungen besser, fühlt sich weniger schnell beleidigt und kann auch leichter auf Kompromissvorschläge eingehen. Je nachdem wie stark das Kind unter seinem Redeflussproblem leidet, wird das Stottern mehr oder weniger häufig auch Thema in der Therapie. Wenn das Kind gerade besonders Mühe hat, flüssig zu sprechen, kann es die Logopädin oder der Logopäde zu einer spielerischen Form des Stotterns einladen (wie ein Känguru hoppelt oder eine Popcorn-Maschine »spricht«) und es so in eine leichtere Form des Stotterns führen, nämlich in ein spannungsfreies Silbenwiederholen, das vom Berner Phoniatrie-Team »charmantes Stottern« genannt wird. Auch die Möglichkeit, direkt über das Stottern zu sprechen, ohne sich schämen zu müssen, entlastet das Kind von eigenem Erwartungsdruck bezüglich »der Korrektheit« seines Sprechens.

Wie therapiebegleitende Elterngespräche verlaufen könnten

Häufigkeit und Art der Gespräche mit den Eltern unterscheiden sich an verschiedenen Therapieorten und zwischen verschiedenen Therapeuten beträchtlich. Psychosomatisch orientierte Logopädinnen und Logopäden (Sprachheiltherapeutinnen und -therapeuten) werden aber das Gespräch zu einem breiteren Bereich des Kindes und der Familie öffnen, als dies eher verhaltenstherapeutisch orientierte Therapeuten tun. So werden sie ein solches Gespräch vielleicht mit Fragen der folgenden Art beginnen: »Wie geht es Ihnen?«; »Was haben Sie in der Zwischenzeit erlebt, beobachtet?« und »Gibt es ein bestimmtes Thema, das Sie heute besprechen möchten?« Die offene Art der Anfangsfrage soll den Eltern die Botschaft vermitteln, dass sie mitentscheiden, was in den Elterngesprächen besprochen wird und dass es in diesen nicht nur um ihr Kind, sondern auch um sie als Eltern und als einzelne Menschen geht. Die Logopädin (der Logopäde) oder die Psychologin (der Psychologe), die (der) diese Gespräche führt, wird **ab und zu folgende Themen ins Zentrum der Besprechung rücken:**

- Die **Stärken** jedes Familienmitglieds, des Paares, der ganzen Familie
- Die **Stärken** von Vater und Mutter in ihrer Funktion als Eltern

Die Bereitschaft und Kraft, seine eigenen Verhaltens- und »Gefühlsknoten« anzuschauen und auch Schuldgefühle verstehen zu lernen, ergibt sich nur aus einem sicheren Bewusstsein darüber, was man als Eltern bisher alles **gut gemacht** hat.

Weitere Themen können sein:
- Die Reaktionen der Eltern auf das Stottern des Kindes
- Ihre Reaktionen auf den Trotz des Kindes (oder seine zu große Gefügigkeit)
- Verzerrungen in der Art, wie die Eltern ihr Kind (ihre Kinder) wahrnehmen
- Die Rolle, die das Kind unter den Geschwistern hat
- Die Beziehungen des Kindes zu Gleichaltrigen
- Die Beziehungen des Kindes zu den Großeltern; zu Tanten und Onkeln
- Die Beziehungen der Familie zur Außenwelt
- Das Drei-Generationen-Verständnis des Stotterns
- Das Leiden der beiden Elternteile in ihrer jeweils eigenen Kindheit
- Die Elternbilder und die heutigen Beziehungen der Eltern zu ihren eigenen Eltern

Zur Erhöhung der Effektivität der Elternarbeit könnte der Therapeut/die Therapeutin auch Handlungen der folgenden Art benutzen:

- Bei allgemeinen Aussagen fragen: »Kommt Ihnen ein Beispiel in den Sinn?«

Rechtzeitige Abklärung

- Bei der Rückkehr in allgemeine Aussagen: »Versuchen Sie beim Beispiel zu bleiben, damit wir dieses verstehen können«.
- Bei auftauchenden Schuldgefühlen: Unterscheidung von sozial gelernten und authentischen Schuldgefühlen. Bei erkannten schuldhaften Verhaltensweisen: Gemeinsame Suche nach alternativen Handlungsmöglichkeiten.

Das Ziel der Elternarbeit ist also insgesamt, die Eltern darin zu unterstützen, ihre Reaktionsweisen gegenüber dem Kind vor dem Hintergrund ihrer Verhaltensknoten und emotionalen Kindheitsknoten besser verstehen zu lernen. Damit werden sie fähiger, Veränderungen, die sie sich in ihrem Verhalten gegenüber dem Kind wünschen, zu verwirklichen und dem Kind so auch in jenen Situationen gute Unterstützung zu bieten, wo ihnen dies zuvor noch nicht so gut gelungen ist.

Wie eine Therapie helfen könnte

Je jünger Ihr Kind ist, desto größer sind die Chancen, dass es durch Elternberatung und/oder Therapie sein Stottern ganz verlieren wird. Auch bei älteren Kindern, bei Jugendlichen und sogar bei Erwachsenen ist diese Chance gegeben. Allerdings ist es häufiger, dass Kinder, die schon ein halbes oder ganzes Jahr gestottert haben, ihr Stottern erst später oder nie ganz verlieren werden. Wenn Sie aber bedenken, dass Stottern auch ein Symptom, ein Zeichen einer tieferen Erkrankung ist (eben wie ernsthaftes Fieber), können Sie abschätzen, auf welche Art eine tiefenpsychologisch orientierte Therapie auch Erfolg bringen kann: Das Kind kann durch sie lernen, sein Erleben (die Wahrnehmung seiner Gefühle, Gedanken, Wünsche und Phantasien) wieder fest mit seinem Sprechen zu verbinden, so dass es sich freier getraut, sich auch sprachlich mehr zu zeigen. Seine Fähigkeiten, Konflikte zu erkennen und mitzuhelfen, sie zu lösen, werden größer, seine

Selbstsicherheit (nicht nur eine aufgesetzte, gespielte, sondern eine in seinem Erleben verankerte, vertrauenswürdige) wächst. Seine Selbstwertschätzung wird zunehmen und seine Lust am Leben auch.

Sie als Eltern werden durch die Elterngespräche einige neue Möglichkeiten für Sie als Familie und als Individuen entdecken. Sie werden sich vermehrt getrauen, bestimmte Konflikte direkt anzusprechen. Sie werden auch mal offenen Streit mit Ihrem Partner, Ihrer Partnerin riskieren, oder Sie werden – wenn Sie eher zu oft in Streit miteinander geraten – destruktive Formen des Streitens (des Kritisierens) in konstruktivere verwandeln können und lernen, früher einzulenken. Wenn Sie sich getrauen, deutlicher zu einigen Ihrer Bedürfnisse zu stehen, werden Sie auch sicherer in der Wahrnehmung Ihrer eigenen Stärken, der Stärken Ihres Partners sowie jener Ihrer Kinder und können klarer auf diese bauen. Den einen oder anderen »Verhaltensknoten«, den Sie aus »Gefühlsknoten« Ihrer Kindheit mitgebracht haben, werden Sie lockern können, weil Sie sich erlauben, Ihre Eltern weniger zu idealisieren (oder weniger zu verurteilen) und weil Sie besser verstehen werden, wie Schuldgefühle »gemacht« werden. Mit mehr Kenntnissen über das Funktionieren Ihrer Familie (über die wechselnden Rollen der Familienmitglieder), wird es Ihnen leichter werden, sich dort anzupassen, wo Sie dies möchten und sich dort erfolgreich für eine Veränderung einzusetzen, wo Sie dies wollen. Natürlich wird die begleitende Elternarbeit keine Wunder vollbringen und es wird Probleme in Ihrer Familie geben, die Sie weiterhin oder neu belasten; Probleme zwischen Ihnen und den Kindern, zwischen Ihnen und Ihrem Partner, Ihrer Partnerin und auch zwischen Ihnen und Ihnen selbst (in Form von Momenten, in welchen Sie sich selbst nicht mögen). Aber auch nur kleine Schritte in Richtung der beschriebenen Veränderungen können Ihr Wohlbefinden und dasjenige der anderen Familienmitglieder nachhaltig steigern und das Risiko reduzieren, dass ein Familienmitglied psychosomatisch erkranken muss. Falls Ihnen dieser Veränderungsweg – trotz manchmal harter Momente – zusagt, und sie zum Eindruck gelangen, dass eine Intensivierung dieser

Art persönlicher Auseinandersetzung für Sie von Gewinn wäre, können Sie sich ja auch zu größeren Schritten, einer individuellen Psychotherapie oder einer Paartherapie, entscheiden.

Wenn Ihr Kind nach einigen Monaten oder einigen Phasen mehrmonatiger Therapie immer noch stottert, wird ihm das Stottern – sofern die Therapie mit Kind und Eltern nur einigermaßen geglückt ist – etwas anderes bedeuten als zuvor. Es wird das Stottern nicht mehr als Hindernis erleben, das es von Freuden und Freunden trennt, das seine Energien verzehrt und ihm die Erfüllung vieler Wünsche verbietet. Das Stottern wird nur eine gewisse Schwäche bleiben, auf die es zu reagieren weiß. Daneben wird es sich lustvoller als zuvor für die vielen verlockenden Themen des Lebens interessieren und sich klarer gestatten, diesen Interessen nachzugehen.

3.3 Ihre Reaktionen aufs Stottern verbessern

Wenn Ihr Kind ins Stottern gerät und Sie Zeit haben

Wenn Ihr Kind Silben oder Worte mehrmals wiederholt oder einige Sekunden in einem Wort stecken bleibt und Sie haben gerade ein wenig Zeit, schauen Sie Ihr Kind an, lassen Sie es ausreden und konzentrieren Sie sich auf den Inhalt dessen, was es sagen will: Ist der Inhalt neu oder vertraut für Sie? Interessiert er Sie? Merken Sie, welche Bedeutung der Inhalt für Ihr Kind hat? Welche Gefühle sind beim Kind mit seiner Botschaft wohl verbunden? Erfreut Sie der Inhalt des Berichteten oder sind Sie ein wenig verärgert? ... Teilen Sie Ihrem Kind in einer Sprechpause mit, was Sie zu der Sache, von der es erzählt, meinen und fühlen. **Fordern Sie Ihr Kind nicht auf, sich zu beruhigen.** Es hat gute Gründe, jetzt aufgeregt zu sein. Versuchen Sie, seine Erregung zu verstehen. Sie hat oft andere Ursachen als die, welche man vorschnell annimmt: Das Kind ist nämlich meist nicht deshalb erregt, weil es sich nicht so schnell verständlich machen kann, wie es möchte, weil es nicht so schnell sprechen kann, wie es denkt oder weil es sich über sein Stottern ärgert. Es ist erregt, weil ihm sein Bruder schon wieder den Ball weggenommen hat, die Nachbarskinder es vom Mitspielen ausgeschlossen haben oder auch weil es soeben im Kinderzimmer ein ganz neues Spiel erfunden hat. Wenn Sie Ihr Kind oft auffordern, langsamer zu sprechen, eine Pause zu machen und durchzuatmen, dann teilen Sie ihm damit mit (auch wenn dies nicht so gemeint ist): »Die Art, wie Du mit mir sprichst, ist mir wichtiger, als das, was Du mir sagen willst!« Und diese Botschaft tut dem Kind nicht gut. Es ist zwar schon klar, dass Sie eben auch besorgt sind und denken: »Wenn es dieses Stottern noch lange beibehält, wird es schwierig: Ausgelacht werden, Freunde verlieren oder gar keine finden, schwerer Start in der Schule, schlechtere Chancen für den Beruf ... das könnten die Folgen sein!« Trotz dieser verständlichen Befürchtungen Ihrerseits tut es Ihrem Kind nicht gut, wenn Sie zuerst auf den gestörten Redefluss reagieren, statt auf seine Botschaft.

... Wenn Sie aber gerade keine Zeit haben

Wenn Ihr Kind stotternd auf Sie zukommt, und Sie haben gerade keine Zeit (was im hektischen Familienalltag nicht zu vermeiden ist), sagen Sie es ihm. Überlegen Sie kurz, wann Sie in der nächsten halben Stunde fünf Minuten Zeit für Ihr Kind haben und sagen Sie ihm auch das. Achten Sie darauf, dass Sie Ihr »Zeitversprechen« auch einhalten. Wenn Sie sich nicht getrauen, solche Zeiteinteilungen zu machen, entsteht nämlich eine unglückliche Situation: Sie geben dann vor, Ihrem Kind zuzuhören, sind aber gleichzeitig mit zwei, drei anderen Dingen (und vielleicht noch einigen Gedanken darüber, was Sie auch noch tun sollten) beschäftigt ... und wiederum muss Ihr Kind zum Eindruck gelangen, dass

Sie an dem, was es Ihnen mitteilen möchte, nicht interessiert sind. Es ist eine plumpe Selbsttäuschung von uns Erwachsenen, immer wieder zu meinen, das Kind merke es nicht, wenn man in Gedanken und Gefühlen nur halb oder zu einem Viertel bei dem ist, was es uns zu sagen versucht. Manchmal verteidigen wir diese respektlose Haltung noch mit den Worten: »Sprich ruhig weiter, ich höre schon zu.« Das ist eine Lüge, zumindest eine halbe.

Ab und zu gibt es zwar Situationen, in welchen eine **Abweichung von der oben beschriebenen Grundhaltung** hilfreich ist: Wenn das Kind extrem stark ins Stottern gerät, verschiedene Wortanfänge fünf oder zehn Mal wiederholt und sich seine Erregung steigert, kann es gut sein, sich dem Kind zu nähern und es zu berühren, vielleicht die Hand auf seinen Arm zu legen, um damit zu verdeutlichen: »Ich bin da und höre zu.« Auch wenn das Kind verkrampft in einem Wort hängen bleibt, kann es gut sein, das Wort, das man als Eltern schon erraten hat, für das Kind auszusprechen. Aber beide »aktiven Eingriffe« müssen Ausnahmen bleiben.

Wie sich Partner unterstützen können

Wenn Sie in einer Partnerschaft leben, kann es hilfreich sein, Ihren Partner zu bitten, es Ihnen mitzuteilen, wenn er bemerkt hat, dass Sie Ihrem Kind nicht richtig zugehört, es zu schnell zur Ruhe aufgefordert oder ihm zu schnell – oder zu lange nicht – geholfen haben.

Sollten Sie mit Ihrem Kind übers Stottern sprechen?

Wenn das Redeflussproblem Ihres Kindes länger andauert oder schon mehrmals als Störungsphase aufgetreten ist, wäre es gut, Ihr Kind in Ruhe darauf anzusprechen:»Du, vorhin, als wir noch draußen gewesen sind, und du mir vom Michael erzählt hast, da hast du die Anfänge einiger Wörter mehrmals wiederholt. Hast du das auch bemerkt?« Vielleicht ist dem Kind das Problem gar nicht aufgefallen oder es hat es schon bemerkt, aber es hat sich deswegen nicht gestört gefühlt. Dann sagt es auf die Frage vielleicht ein gedehntes (leicht erstauntes)»Neeein« oder»Ich weiß nicht, was du meinst.« Dann können Sie sagen:»Dann ist ja gut« und das Thema vorerst wieder verlassen. Wenn Ihr Kind aber mit einem spitzen (leicht verkrampften)»Nein« antwortet, die Frage überhört oder wegspringt, können Sie vermuten, dass ihm das Anstoßen sehr wohl aufgefallen ist. Versuchen Sie es darauf anzusprechen:»Vielleicht ist es dir unangenehm ...« (damit kann sowohl das Anstoßen, wie auch die Frage der Mutter, des Vaters, gemeint sein). Wenn das Kind nicht antwortet, aber noch in Hörweite bleibt, können Sie ergänzen:»Weißt du, viele Kinder stoßen ab und zu beim Sprechen an. Andere Kinder können nicht so gut rennen oder singen ... Und, weißt du, das, was du zu sagen hast, ist viel wichtiger, als wie du es sagst.« Vielleicht antwortet das Kind dann etwas, und Sie können auf diese Antwort eingehen. Wenn es immer noch nichts sagt, können Sie noch anfügen:»Ich fände es gut, wenn du's mir sagst, wenn es dich mal nervt, beim Sprechen anzustoßen.«
Falls Ihr Kind manchmal starke Sprechprobleme hat, und es für Sie schwierig ist, die Situation mit dem sich quälenden Kind auszuhalten, dann ist es auch recht, wenn Sie es gerade im Moment ansprechen:»Oh, Du, jetzt ist das Reden für Dich grad schwierig gewesen ...« oder»Du, ich hab's grad schwer, dir so zuzuhören und zuzuschauen ... Ich weiß nicht, ob ich dir helfen soll.« Oder einen kurzen Moment später:»Du hast es grad nicht sagen können, hast sogar weggeschaut ... Was könnte ich tun, dass dir das Sprechen leichter fällt?«

Allgemein hilfreich ist,

- **Ihr Kind zu loben,** wenn es etwas gut gemacht hat (nicht weil es »gut« = fließend spricht), aber auch, wenn Sie einfach Freude an ihm empfinden. Loben Sie Ihr Kind eher für Kreativität und Ausdauer auf seinem Weg zu einem Ziel, und weniger für das erreichte Ziel selbst. Achten Sie darauf, dass Sie Lob möglichst nicht mit einem »aber« verbinden, denn auf diese Art wird einem Kind der Eindruck vermittelt, das was es tut und kann, sei doch nie genug. Machen Sie auch einen Unterschied zwischen dem Ausdruck von Freude, vielleicht auch Stolz über Leistungen, die Ihr Kind vollbringt und den Erwartungen, die Sie an seine zukünftigen Leistungen stellen. Lob ist ein Ausdruck von Wertschätzung, dient aber in einem gesunden Maß wie Kritik auch dazu, dass das Kind lernt, sich selbst realistisch einzuschätzen. Zu oft oder übertrieben ausgesprochenes Lob kann verpflichten oder zu einer unrealistischen Selbsteinschätzung führen; zu seltenes oder zu schwaches Lob wirkt allerdings noch schädlicher.
- Gestatten Sie Ihrem Kind **das Recht auf eine eigene Meinung** und – was oft schwierig ist – das Recht, diese zu ändern. Allzu schnell nutzen wir als Eltern die Situation aus, wenn ein Kind eine für uns unbequeme Meinung zu einer nicht viel angenehmeren ändert, indem wir dann diese als »unüberlegte Laune« bezeichnen und gar nicht mehr respektieren. Ermutigen Sie Ihr Kind auch immer wieder dazu, sich zu vielem eine eigene Meinung zu bilden. Entdecken Sie – neben dem Unbequemen, das die eigenen Meinungen der Kinder auch mit sich bringen – die Freude daran, wenn Ihr Kind sich getraut, zu einer Meinung zu stehen, die von Ihrer Meinung abweicht.
- Wenn Sie einmal die Meinung Ihres Kindes bewusst oder fahrlässig übergangen haben, oder sich anderswie ungerecht gegenüber Ihrem Kind verhalten haben, **gestatten Sie sich selbst, sich bei Ihrem Kind zu entschuldigen.** Es ist für die Entwicklung des Selbstvertrauens Ihres Kindes sehr förderlich, von den El-

tern bestätigt zu bekommen, dass auch sie manchmal Fehler machen und selber dazu stehen können. Allerdings ist es auch gut, wenn Sie darauf achten, sich nicht in Entschuldigungen mit tausend Worten zu verlieren, denn die 970 Worte zu viel dienen dann nicht mehr dem Kind, sondern nur noch dem Versuch, Ihre eigenen Schuldgefühle zu lindern.
- Wenn Ihr Kind gegen außen manchmal älter scheint, als es ist, vielleicht ab und zu altklug oder zu vernünftig wirkt, **gehen sie eher auf sein »inneres Alter« ein** und erliegen Sie nicht dem äußeren Schein. Ulla Beushausen hat hierzu geschrieben:

  »Lassen Sie es Kind sein und behandeln Sie es auch so. Nehmen Sie es nicht für so erwachsen, wie es nach außen auftritt. Nur so kann es die nötigen inneren Entwicklungsschritte nachholen, ohne überfordert zu werden. Dazu gehört auch, kurzfristig Rückschritte in der Entwicklung zu akzeptieren.«

- **Trösten Sie das Kind**, wenn es sich verletzt hat oder wenn es traurig ist, auch wenn es in Ihren Augen völlig übertrieben reagiert. Jedes Kind hat seine eigenen Gründe, mehr oder weniger Betonung in seinen Gefühlsausdruck zu legen. Die Mücken der Erwachsenen sind für Kinder oft Elefanten. Deshalb sollten Sie auf den dargestellten Elefanten reagieren und nicht versuchen – womöglich noch mit Vorwürfen – dem Kind beizubringen, was der objektive Unterschied zwischen einer Mücke und einem Elefanten sei. Zwar ist es schon gut, darauf hinzuweisen, dass der Schmerz bald abnehmen wird oder vielleicht auch, dass der Tag noch erfreuliche Dinge bringen wird. Durch optimistische Aussagen dieser Art entwerten Sie den kindlichen Ausdruck von Schmerz oder Trauer nicht ... sofern Sie dem Kind die Zukunft nicht nur rosarot ausmalen.
- Verbringen Sie mit Ihrem Kind ab und zu eine **»absichtslose Zeit«**. In vielen Familien scheint der hektische Alltag solche Zeiten gar nicht mehr zuzulassen: Immer muss noch etwas gemacht, etwas gefragt, etwas ermahnt werden. Sogar dann, wenn eine Mutter nur rasch beim Kind vorbeischaut, um zu sehen, was es macht (vielleicht weil es eine Weile schon »so ver-

dächtig ruhig war«), rutscht ihr wie automatisch noch eine Mahnung oder Anweisung raus.
Eine »absichtslose Zeit« mit dem Kind bedeutet, dass die Mutter oder der Vater von sich aus und ohne bestimmten Grund zum Kind geht, sich in dessen Nähe setzt, ihm zuschaut, vielleicht etwas fragt, sich etwas zeigen lässt und sich einfach überraschen lässt, was die fünf oder zehn Minuten beim Kind wohl bringen werden.

- In Gold nicht aufzuwiegen sind gemeinsame seelisch-sinnlich-körperliche Erlebnisse des **Singens**, sei es in Form miteinander- oder vorgesungener Kinderlieder oder auch mal im gemeinsamen Mitsingen des (schon dreißig Mal gehörten) Hits der aktuellen Lieblingskassette des Kindes. Falls Sie sich für unmusikalisch halten, ist das kein Grund, mit Ihrem Kind nicht zu singen. Aber Ihnen ist dabei vielleicht nicht wohl. Wie wäre es mit gemeinsamem Pfeifen, Summen oder nur Klopfen?
- Lassen Sie Ihr Kind auch **an Ihrem Alltag teilnehmen**: Erzählen Sie ihm ab und zu von Ihren Erlebnissen, manchmal auch von einer Sorge (es bemerkt sowieso, wenn Sie besorgt sind). Es interessiert sich für Ihre Welt, aber vielleicht jeweils nur kurz. Achten Sie darauf, wenn sein Interesse abflaut. Natürlich sollten Sie Ihre Sorgen nicht so intensiv vor Ihrem Kind ausbreiten, dass dieses fast genötigt wird, sie für sich zu übernehmen und Ihnen zu helfen. Vermeiden Sie dabei unbedingt, das Kind zu beschuldigen (»Du machst mir zusätzlich noch das Leben schwer, indem Du ...«), denn es soll nur verstehen können, nicht Verständnis für Sie zeigen müssen. Wenn Sie aber eine Sorge – die mit dem Kind nichts zu tun hat – über mehrere Tage quält, ist es gut, wenn Sie ihm diese kurz erklären. Wenn nicht, ist die Gefahr nämlich groß, dass das Kind befürchtet, es selbst bereite Ihnen solche Sorgen.
- **Widmen Sie Ihren anderen Kindern ähnlich viel Zeit** wie dem stotternden. Kinder haben nämlich ein feines Gespür für Gerechtigkeit, und zwar nicht nur, wenn sie benachteiligt, sondern auch, wenn sie bevorzugt werden. Die anderen Kinder werden so weniger Ärgergefühle gegenüber ihrem auffällig

sprechenden Geschwister entwickeln. Außerdem kann die Zeit, in der das stotternde Kind nicht im Zentrum Ihrer Aufmerksamkeit steht, auch eine Zeit sein, in der es ungestört mit sich selbst sein könnte.
- wenn ein Erwachsener sich auf Kosten Ihres Kindes amüsiert – dumme Sprüche oder Witze macht, die das Kind gar nicht lustig findet –, getrauen Sie sich, den Erwachsenen zu stoppen oder nachträglich dem Kind zu sagen, dass es völlig im Recht war, sich über diese Sprüche zu ärgern.

Weniger hilfreich ist,

- wenn Sie versuchen, Ihr Kind **nach Ihrem Abbild zu formen**. Wenn Ihnen Ordnung, Sauberkeit und Pünktlichkeit sehr wichtig sind, seien Sie aufmerksam, dass Sie nicht zu viel von diesen Tugenden von Ihrem Kind fordern. Selbstverständlich benötigt Ihr Kind ein gewisses Maß an diesen Haltungen, aber lassen Sie es sein Maß selbst finden. Wenn Sie Freude an schönen Kleidern oder schnellen Autos haben, zeigen Sie ihm Ihre Freude, aber erwarten Sie nicht, dass es, wie stellvertretend, dieselbe Leidenschaft entwickelt.
- wenn Sie sich in **Belehrungen und Erklärungen mit vielen Worten** verlieren. Wenn Ihr Kind etwas nicht so macht, wie Sie gern möchten, ist es selten, dass es nicht verstanden hätte, was Sie möchten. Nicht enden wollende oder eindringlich wiederholte Erklärungen (»Hast Du denn immer noch nicht begriffen, dass ... ?«) entsprechen meist nur dem Gegacker eines Hahns oder eine Henne, die entrüstet darüber sind, dass ihr Küken nicht tun will, was sie möchten und noch nicht recht wissen, ob und wie sie ihren Willen durchsetzen wollen. Übrigens: Wissen Sie, wie man geäußerte Vorwürfe leicht erkennt? An einer speziellen Sprechmelodie, einer Erhöhung der Stimme um eine Quart mit einem anschließenden kleinen unharmo-

nischen Schlenker in die Tiefe (»Ich hab's dir oft schon gesagt ...«). Achten Sie mal drauf, wie häufig an einem Tag Sie eine solche Vorwurfsmelodie aus Ihrem oder einem anderen Mund hören.

- wenn Sie Ihrem Kind **alle Probleme aus dem Weg räumen.** Helfen Sie ihm statt dessen bei seiner Suche nach Problemlösungen. Als Mutter ist es normalerweise nicht Ihre Aufgabe, Konflikte zwischen Kind und Vater zu schlichten, erst recht nicht, ängstlich dafür zu sorgen, dass keine solchen Konflikte entstehen. Wenn Ihr Partner Konflikte mit dem Kind auf andere Art löst als Sie, bereichert dies die Konfliktfähigkeit Ihres Kindes. Auch die manchmal grob erscheinende Art des väterlichen Umgangs mit kleinen Kindern (herumtollen, herumwerfen, oft mit einer Angst-Lust-Mischung beim Kind) kann für die Entwicklung des Kindes genau so förderlich sein, wie sanftere Umgangsformen. Natürlich sollten Sie sich einmischen, wenn aus gröberen Umgangsformen physische oder psychische Gewalt entsteht. Die kritische Grenze dazwischen ist aber meist leicht erkennbar (wenn es nur noch für den Erwachsenen »lustig« ist).
Als Vater ist es normalerweise nicht Ihre Aufgabe, eine Verzärtelung des Kindes durch Ihre Partnerin zu verhindern. Seien Sie froh, dass Ihr Kind bei seiner Mutter manchmal mehr Geduld und Nachsicht erfahren kann, als jemand anderes zu geben vermag. Die hier beschrieben Elternrollen können natürlich auch umgekehrt sein.

- wenn Sie **sich von Ihrem Kind misshandeln lassen,** weil Sie sich nicht deutlich genug getrauen, persönliche Grenzen zu setzen. Ulla Beushausen hat ein eindrückliches Beispiel davon mit folgenden Worten beschrieben:

  »Lebhaft ist mir noch jene Szene vor Augen, als ein Kind seine Mutter bat, näher zu kommen, es wolle ihr etwas ins Ohr sagen und ihr dann, statt zu flüstern, ins Ohr brüllte. Die Mutter verzog keine Miene.«

- wenn Sie ein **jüngeres Geschwister bevorzugen,** weil dieses doch objektiv noch mehr Zuwendung benötigt. Auch der (die)

»Große« ist noch ein Kind und braucht ähnlich viel Liebe und Aufmerksamkeit wie das Jüngere. Erwarten Sie nicht, dass sich das Größere – auch wenn Sie es gut vorbereitet haben – über die Geburt des kleinen Rivalen nur freut. Es mag sein kleines Geschwister auch »herzig« finden und sich rührend um das Baby kümmern, aber es wäre nicht normal (= nicht gesund), wenn es sich über seinen kleinen Rivalen nicht auch ärgern und ihn manchmal ins Pfefferland wünschen würde.

3.4 Ursachen verändern

Wenn Sie auf die Suche nach möglichen Ursachen der Redeunflüssigkeit Ihres Kindes gehen möchten, stehen Ihnen viele Wege offen. Hier sind einige Vorschläge:

Mit wem könnten Sie über Ihre Familie sprechen?

Besprechen Sie die Ursachenfrage mit Ihrem (Ehe-)Partner, ihrer (Ehe-)Partnerin oder einem anderen nahestehenden Erwachsenen (eher nicht mit Ihren Eltern, denn ein Gespräch mit ihnen über diese Frage verwickelt Sie schnell in unübersichtliche Denk- und Gefühlsknoten). Seien Sie kritisch in der Wahl Ihres Gesprächspartners, denn Menschen, die auf Fragen sofort mit fixfertigen Antworten reagieren (»Du musst nur ...«) wie auch solche, welche ohne eigene Stellungnahme nur Ihre Ansichten bestätigen, sind keine große Hilfe.

Fragen Sie den erwachsenen Vertrauten, wie er allgemein die Familie sehe und berichten Sie ihm von Ihrer Sicht: Welches sind die Stärken der Familie und welches die Schwächen? Wer fühlt sich wann in der Familie wohl und zufrieden? Wer hat wann welche Macht? Wer spielt wann welche Rolle? Wie ist das Kind, das jetzt eine Redeflussstörung zeigt, zu seiner Familienrolle gekommen? Wie wohl ist es Ihnen in der Familie? Was an der Familie möchten Sie gern verändern? Welche Bedürfnisse hätten Sie auch noch? ... auch außerhalb der Familie?

Das Hilfsmittel »Familien-Soziogramm«

Ihr Gespräch mit einem nahestehenden Erwachsenen könnte sprachlos beginnen, nämlich mit je einer Zeichnung: Auf der folgenden Seite finden Sie eine Vorlage mit einer Anleitung zum Erstellen eines »Familiensoziogramms«. Machen Sie sich zwei Kopien davon (am besten auf DIN A4 vergrößert). Danach zeichnen Sie und Ihr Gesprächspartner unabhängig voneinander gemäß Anleitung je ein Soziogramm Ihrer Familie. Zeigen Sie Ihre Zeichnungen einander, erklären Sie sie, wenn Sie wollen, und diskutieren Sie darüber: Was fällt Ihnen auf der einen oder anderen Zeichnung auf? Wo sind Unterschiede zu erkennen? Was könnten diese bedeuten?

Nähe und Distanz in der Familie

Zeichnen Sie alle Mitglieder Ihrer Familie als Kreise (weiblich) und Vierecke (männlich) in das Gitter.

Wählen Sie die Größe der Kreise und Vierecke nach der Bedeutung, welche die Personen Ihrer Meinung nach in der Familie haben.

Beschriften Sie jede Person mit Vornamen und Alter.

Falls andere Personen für Ihre Familie auch besonders wichtig sind (z.B. Großeltern, Onkel, Tante), können Sie auch diese einzeichnen.

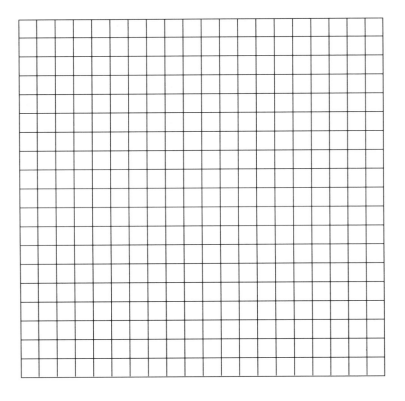

Ursachen verändern

Wer bremst oder dämpft wann welche Gefühle?

Gehen Sie allein oder zusammen mit einem anderen Erwachsenen der Frage nach, in welcher Situation ein Familienmitglied von einem anderen im Ausdruck von Gefühlen gebremst wird. Wenn Sie sich an solche Situationen erinnern, fragen Sie »Warum wird da gebremst?« und geben Sie sich nicht mit der erstbesten Antwort zufrieden (»Man darf in einem Miethaus nicht so laut sein!«, »Es geht mir eben auf die Nerven«, »Er hat gar keinen Grund, so laut, so ängstlich, so traurig zu sein«, »Sie muss auch mal zufrieden sein und kann nicht alles haben«, »Er muss doch lernen, ihn zu respektieren!«). Fragen Sie sich, welche tieferen Gründe hinter dem Bremsen starker Gefühlsäußerungen liegen könnten. Vielleicht Gründe, die bis in die frühen Kindheitserfahrungen des bremsenden Familienmitglieds reichen?

Wie wird in der Familie auf »böse Worte« reagiert?

Aggressive Worte wie »dumme Kuh«, »Arschloch« oder »Ich hasse Dich« hört niemand gern. Die Reaktionen der Erwachsenen können aber sehr unterschiedlich sein. Sagt jemand: »Solche Worte darf man nicht sagen« oder: »Das macht mich sehr traurig, wenn du so böse zu mir bist«? Denken Sie vielleicht, dass Ihr Kind sich gar nie getrauen würde, solche Worte zu Ihnen zu sagen? ... oder benutzt es sie recht oft und Sie fühlen sich regelmäßig verletzt, gekränkt? ... obschon es ja nur Worte sind und eine Wut und Hilflosigkeit ausdrücken, die anders nicht genügend in Worte gefasst werden können. Wie schon erklärt, ist es für ein Kind außerordentlich wertvoll, wenn es die Erfahrung machen darf, dass seine Eltern es ertragen können, wenn es schwierige Gefühle wie Angst, Trauer, Ärger, Wut und auch Hass zeigt. Nicht, dass es mit dem Ausdruck aggressiver Gefühle unbedingt zu einem Ziel kommen muss, aber dass die Eltern es wegen dem Gefühlsausdruck nicht verurteilen, das ist die wichtige Erfahrung.

Wann haben Sie sich in Ihrer Kindheit gekränkt gefühlt?

In welchen Momenten sind Sie nicht ernst genommen worden, vielleicht ausgelacht oder einfach übergangen worden? Was waren die schönen, was die schweren Momente Ihrer Kindheit? Versuchen Sie, Ihre Eltern zu beschreiben: Wie sie früher waren und wie sie heute sind (oder später geworden sind). Welche positiven Eigenschaften erkennen Sie in ihnen? Und welche negativen? Fällt es Ihnen schwer, an die negativen Seiten Ihrer Eltern zu denken (an jene, unter welchen Sie gelitten haben)? Tendieren Sie dazu, Ihre Eltern zu idealisieren (oder total abzulehnen)?

Was wissen Sie über Ihre Schuldgefühle?

Wann empfinden Sie Schuldgefühle? Wie stark und wie lange? Wer oder was »macht« Ihnen in welcher Situation besonders schnell Schuldgefühle? Wissen Sie, welche Ihrer Schuldgefühle nur sozial gelernt, eigentlich »veraltet« sind und abgelegt werden könnten und welche Zeugen realer Schuld (kleiner oder größerer schuldhafter Verhaltensweisen) sind? Wenn nicht, ist es wichtig, dies unterscheiden zu lernen.

Ursachen verändern

Wie erfüllt fühlen Sie sich im Familienleben?

Wie oft sind Sie zufrieden, wie oft unzufrieden mit dem Leben in Ihrer Familie? Wie intensiv sind diese beiden Arten von Gefühlen? Was möchten Sie außerhalb der Familie für sich allein oder mit anderen Menschen tun? Haben Sie vielleicht damals »der Familie zuliebe« ihre Berufstätigkeit aufgegeben? Wäre es gut, sie oder eine neue Tätigkeit außerhalb des Hauses wieder aufzunehmen? Was würde Sie locken? Wenn Sie in einer Partnerschaft leben: Was gefällt Ihnen an Ihrem Paarleben? Was möchten Sie verändern? Was wünschen Sie?

Lob, Dank und Perfektionismus

Wie oft loben Sie jemanden in der Familie, sagen Sie jemandem, dass Sie ein Verhalten gefreut hat oder Ihnen eine Eigenschaft eines Anderen gefällt? Wie oft sagen Sie jemandem »Danke«? ... Wie viel werden Sie gelobt? Wer sagt Ihnen wie oft Danke? Neigen Sie zu Perfektionismus, übersteigerter Ordnungsliebe oder besonders hohem Ehrgeiz? Was hat das mit Ihrer Geschichte zu tun? Und wie wirkt es sich auf Ihr Verhalten gegenüber Ihren Kindern aus?

Wie gut können Sie Ihre Kinder loslassen?

Auf welche Weise unterstützen Sie die Kontakte Ihres Kindes zu Gleichaltrigen? Wann schränken Sie solche Kontakte ein? Warum? Was trauen Sie Ihren Kindern zu? Gibt es Momente, in welchen Ihre eigenen Ängste Sie daran hindern, dem Kind zu erlauben, ein Risiko einzugehen, das es eigentlich schon gut selbst abschätzen kann und an dem es wachsen, Selbstvertrauen gewinnen könnte (auf den Baum zu klettern, Brot beim Bäcker zu holen)?

Meinungsverschiedenheiten und Streit

Versuchen Sie Meinungsverschiedenheiten zwischen Ihnen und Ihrem Partner (ihrer Partnerin) stets vor den Kindern zu verstecken? Sicher, ständig streitende Eltern sind für Kinder ein Horror. Aber sie ertragen es sehr gut, wenn sie die Eltern ab und zu auch streitend erleben. Erkennbarer Streit zwischen den Eltern bietet den Kindern zwei Vorteile. Erstens lernen sie, dass auch heftiger Streit mal zu Ende ist, und zweitens erhalten sie einen realen Eindruck davon, was Erwachsensein bedeutet: Eine eigene Meinung zu haben, die sich manchmal auch von der Meinung jener, die man liebt, unterscheidet; eine Meinung, die manchmal auch durchgesetzt werden soll. Es ist für Kinder bedrückend, wenn sie zum Eindruck gelangen müssen, ihre Eltern seien immer derselben Meinung. Die »elterliche Meinung« muss ihnen als die allein richtige erscheinen und sie werden sich bemühen – auch wenn es ihnen gegen den Strich geht – dieselbe Meinung zu entwickeln (oder in einer Trotzphase genau das Gegenteil). Kinder, die deutlich merken können, dass ihre Eltern manchmal unterschiedliche Meinungen haben und sich für diese vehement – manchmal bis zum Streit – einsetzen können, sind vor eine viel gesündere Aufgabe gestellt: Dort, wo sich die Meinungen von Vater und Mutter widersprechen, müssen sie eine eigene Meinung entwickeln.
Manchmal befürchten Eltern, sie würden vom Kind manipulierbar, sobald sie nicht »mit einer Stimme« auftreten. Natürlich wird das Kind ab und zu versuchen, die Eltern gegeneinander auszuspielen (z. B. einen Elternteil noch fragen, wenn der andere schon »Nein« gesagt hat). Wenn ihm das ab und zu gelingt, ist das gar nicht so schlimm: Es gibt ihm ein Gefühl von Mächtig-

keit, vielleicht ein wenig geschmälert durch ein Schuldgefühl. Aber die Eltern verlieren deshalb ihren Einfluss auf das Kind nicht, denn letztlich spürt auch das Kind, dass es die Leitlinien seiner Eltern zu seiner Sicherheit und Geborgenheit braucht.

Wie viel zu lachen gibt es in Ihrer Familie?

Was bräuchte es wohl, um häufiger mit sanftem (nicht bissig-zynischem) Humor zu reagieren, gelegentlich zu schmunzeln, statt die Stirne zu runzeln?

Wenn Sie auf den Spuren einiger solcher Fragen bleiben, finden Sie ab und zu neue Verhaltensideen, die Sie – bewusst oder unbewusst – in Ihre Handlungen einfließen lassen. Damit verbessern Sie aktiv ein Familienklima, das dem Wohl aller Familienmitglieder dient, und verkleinern gleichzeitig den Nährboden, auf welchem psychosomatische Erkrankungen, wie das Stottern, wachsen können.

Schließlich: Eine kleine Rede zur elterlichen Ungeduld mit sich selbst

Wenn Sie sich in einigen Beschreibungen »schwieriger Verhaltensweisen« von Eltern selbst erkannt haben, vielleicht sogar erschreckt sind und denken »Dies und jenes sollte ich sofort anders machen«, dann können Sie in einen Druck geraten, der nicht hilfreich ist. Es ist zwar gut verständlich, wenn Sie – vielleicht auch aus Schuldgefühlen heraus – Ihrem Kind auf eine sofort optimierte Art begegnen möchten. Aber das wäre eine Überforderung. Elterliche Verhaltensknoten, also problematische Verhaltensweisen von Eltern, welche aus Gefühlsknoten ihrer Kindheit abstammen, sind nicht schnell veränderbar. Ihre Lockerung benötigt Zeit und Nachsicht gegenüber sich selbst. Aber – das ist der versöhnliche Punkt – wenn solche Veränderungen auch sinnvoll sind; schnell müssen sie nicht sein. Denn Kinder warten nicht auf Ergebnisse. Sie spüren es nämlich sofort, wenn eine Kleinigkeit im elterlichen Verhalten anders wird, wenn Veränderungen in Fluss gekommen sind. Auch wenn Sie, liebe Eltern, fünf oder zehn Verhaltensweisen kennen, die Sie zum Wohl des Kindes, des Partners und zu Ihrem eigenen Wohl verändern möchten: Es genügt, wenn Sie vorerst eine einzige solche Verhaltensweise sorgfältig zu verändern versuchen. Wenn Ihnen das gelingt, werden Sie nämlich erstaunt feststellen, dass sich die eine oder andere Verhaltensweise, die sie auch verändern möchten, wie von selbst auch schon in Veränderung befindet (die verschiedenen Verhaltensknoten einer Person sind nämlich miteinander verbunden).

Und noch etwas: Nicht nur das Glück und der Schmerz Ihrer Kinder zählen. Auch Ihr Glück und Ihr Schmerz (zum Beispiel jener, den Sie in Ihrer Kindheit erlitten haben) ist von großer Bedeutung. Sie sind nicht nur für Ihre Kinder auf dieser Welt, sondern auch für Ihren Partner, Ihre Partnerin, Ihre Freunde und Kollegen und vor allem für sich selbst: für Ihre Lebendigkeit, für Ihre Kreativität in Beziehung und Arbeit, für Ihren Reichtum an Gefühlen und Phantasien (mit Lust und Schmerz, Freude und Trauer, mit Begeisterung und Langeweile, mit Gefühlen der Geborgenheit und der Einsamkeit). Lassen Sie zu, sich selbst als reicher und bereichernder Farbtupfer in einer bunten Menschenwelt zu sehen und sich ab und zu daran zu freuen.

3.5 Sich weiter informieren

Informationsquellen mit Fachkompetenz

Die folgenden Internet-Seiten bieten eine Fülle weiterer Informationen:

Sprachheilpädagogik-Homepage
Umfangreiche Informationen zum Stottern (u. a. auch Tipps für Eltern, Freunde und Lehrer) von DGS (Deutsche Gesellschaft für Sprachheilpädagogik) und DBS (Deutscher Bundesverband der akademischen Sprachtherapeuten).
www.sprachheilpaedagogik.de/stottern/

ivs (Interdisziplinäre Vereinigung für Stottertherapie e.V.)
Eine Organisation, in der sich StottertherapeutInnen und WissenschaftlerInnen v. a. der Sprachheilpädagogik, Logopädie, Psychologie und der Medizin zusammengeschlossen haben, mit dem Ziel, die therapeutische Versorgung Stotternder zu verbessern.
www.ivs-ev.de

IFA (International Fluency Association)
Englischsprachige Homepage der internationalen Organisation von Stotter-Fachleuten.
www.theifa.org

Besonders ergiebig ist die Informationssuche im direkten Kontakt mit Fachleuten in Ihrer Nähe: mit der Schullogopädin, einem Sprachheilpädagogen oder einer anderen Fachperson an einer spezialisierten Institution (vgl. S. 82).

Buchempfehlungen für Kinder*

- *Virginia Miller (1999): Ich hab dich gern, so wie du bist. Sauerländer, Aarau und Frankfurt a. M. (26 Seiten)* (2–8 Jahre)
Der kleine Bär erfährt, dass er trotz seiner vielen »Neins«, seines Trotzes und seiner Unzufriedenheit vom Vater Bär geliebt wird. Besonders schön in diesen doppelseitigen Zeichnungen sind die Gesichtszüge der beiden Bären gezeichnet: Immer dann, wenn nach dem »Nein« des störrischen Sohnes der Vater Zuwendung zeigt, kommt ein zufriedenes Lächeln ins Gesicht des kleinen Bären, sogar wenn er noch immer »Nein« sagt. Und dann sagt er manchmal »Ja«.

- *Holde Kreul, Dagmar Geisler (2004): Ich und meine Gefühle. Loewe, Bindlach (31 Seiten)* (3–12 Jahre)
Ein Bilderbuch mit 24 ganzseitigen Zeichnungen und wichtigen Botschaften:
»Dieses Buch lädt zum Gespräch ein. Es will Kindern die Möglichkeit geben, sich mit den eigenen Gefühlen auseinanderzusetzen, sich wiederzuerkennen und eigene Reaktionen zu überprüfen. Es will aber auch Mut machen, zu allen Gefühlen zu stehen.« (Aus dem Klappentext)

- *Aliki Brandenberg (2000): Gefühle sind wie Farben. Beltz, Weinheim und Basel (32 Seiten)* (7–12 Jahre, auch für Eltern)
In über 200 kleinen und 16 großen Zeichnungen erzählen Bildergeschichten von der Welt der Gefühle. Aus dem Klappentext:
»Wie ist es, wenn du dich freust und lachst oder so eine richtige dicke Wut hast? Wie ist es, wenn einer neidisch ist oder ganz einsam und wenn er furchtbar traurig ist? Und wenn man schüchtern in eine neue Klasse

---

* Bei den im Folgenden aufgeführten Titeln wurde stets das Erscheinungsjahr der jeweils neuesten Auflage angegeben (Stand: Juni 2004). Für die Richtigkeit der Angaben kann jedoch keine Gewähr übernommen werden. Auch kann nicht ausgeschlossen werden, dass einzelne Titel nicht mehr über den Buchhandel zu beziehen sind. In diesem Falle kann jedoch evtl. eine (Fach)Bibliothek weiterhelfen.

kommt? Gefühle, die man hat und die andere haben, werden hier farbig geschildert. Auch das allerschönste Gefühl gehört natürlich dazu – die Liebe. Alikis Spielszenen aus dem Alltag vermitteln Verständnis für eigene und fremde Gefühle.«

• *Marcus Pfister (2001): Der Regenbogenfisch hat keine Angst mehr. Nord-Süd-Verlag, Gossau, Zürich (26 Seiten)* (3–8 Jahre)
Dieses Bilderbuch in wunderschönen Farben (mit feinem Silberglitzer) ermutigt Kinder, Angstgefühle auszuhalten: Bei genauerem Hinschauen entpuppt sich nämlich der scheinbar gefährliche dreiäugige Raubfisch als optische Täuschung.

• *Jutta Bauer, Kirsten Boie (2000): Juli und das Monster. Beltz & Gelberg, Weinheim (32 Seiten)* (4–10 Jahre)
In ganzseitigen Zeichnungen sowie im begleitenden Text wird die Geschichte von Juli erzählt, der aus Angst vor einem grünen Monster in der Kloschüssel kaum mehr wagte, pinkeln zu gehen. Erst Katrin, eine Kameradin im Kindergarten, gibt ihm den entscheidenden Tipp zur Bekämpfung der Angst: Einfach auf den Kopf des Monsters pinkeln.

• *Karin Dörner, Christiane Nebel, Alexander Redlich (2002): Geschichten für gestresste Kinder. Herder, Freiburg i. Br.*
(6–12 Jahre)
Ein Buch zum Vorlesen (191 Seiten) mit Geschichten für Kinder, die sich oft ärgern und für solche, die sehr schüchtern sind.

*Buchempfehlungen für Erwachsene**

(LL = leicht lesbar)

... zum Umgang mit kindlicher Wut und Aggression

• *Thomas Kaiser (1998): Bleib bei mir, wenn ich wütend bin. Wut und Aggression: So helfe ich meinem Kind. Christophorus, Freiburg i. Br. (95 Seiten)* [LL]

Ein alltagsnaher Ratgeber, der erklärt, wie kindliche Wut und Aggression entstehen und wie die Eltern ihrem Kind in schwierigen Momenten helfen können.
»Kinder in ihrem Zorn nicht alleine zu lassen, bedeutet nicht, Wutausbrüche zu unterstützen. Wir können einem Kind zeigen, dass wir sein Verhalten nicht gut heißen und ihm trotzdem vermitteln, dass die gute Beziehung zu ihm nicht abbricht und wir es weiterhin unterstützen. Auch nach einem Wutanfall wird unser Kind als ganze Person angenommen.« (Aus dem Klappentext)

... zur Psychodynamik des Stotterns

- *Erhard Hennen (Hrsg.) (1989): Entmachtung des Stotterns. Bundesvereinigung Stotterer-Selbsthilfe, Solingen* (200 Seiten) [LL]
Eine Sammlung von 23 Selbstbeschreibungen Stotternder (Umfang je 3–16 Seiten). Mehrere davon sind Zeugnisse dafür, wie gefangen ein Stotternder bleibt, wenn er sein Stottern nur mechanisch zu verstehen versucht und von Therapeut zu Therapeut eilt, um dieses endlich los zu werden. Einige sind aber eindrückliche Berichte über Wege der Selbstfindung, wenn das Stottern als Zeichen einer in der Kindheit entstandenen Selbstentfremdung verstanden wird (die Berichte von Pfeiffer, Krifka, Dellwing, Sutter, Bush, Deckert und Wauligmann).

- *Jürg Kollbrunner (2004): Psychodynamik des Stotterns. Kohlhammer, Stuttgart*
Dies ist ein insbesondere an Diagnostiker und Therapeuten gerichtetes Buch (456 Seiten), das einerseits als Grundlage zur Abfassung des vorliegenden Elternratgebers diente, andererseits weiterführende bzw. vertiefende Informationen auch für interessierte Leserinnen und Leser bereit hält. Der Umschlagtext lautet:
»Mit alten Bausteinen wird in diesem Buch ein neues ›Gebäude‹ zur Diagnostik und Therapie von stotternden Menschen beschrieben, ein Haus, auf welches viele Betroffene und Experten schon lange warten, das aber nicht nur Behaglichkeit vermittelt, sondern auch zu Auseinandersetzung drängt und deshalb für viele unbequem, für einige sogar unzumutbar erscheint. Zu Beginn des Buches wird gezeigt, warum sich die meisten Stotterexperten seit Jahrzehnten gescheut haben, aus dem Baustoff des

riesigen Wissens zum Stottern einen logischen Bauplan für Ursachentheorien und kausale Therapieansätze zu entwickeln. Danach wird ein psycho- und familiendynamisches Ursachenmodell präsentiert und dargestellt, wie Diagnostik und Therapie daraus abgeleitet werden können. Grundhaltungen solcher therapeutischer Arbeit werden ausführlich diskutiert und in klinischen Beispielen illustriert.«

- *Jürg Kollbrunner (1992): Hexensprache. Dietmar Klotz, Eschborn (272 Seiten)* [LL]
Dieses teilweise chaotisch-assoziative Buch mit einigen direkten und indirekten Bezügen zur Entstehung des Stotterns trägt auf dem Umschlag folgende Fragen:
»Wann dient Sprache zur Verhinderung von Kommunikation? Wie klingt es, wenn das Gegenteil vom Gesagten gemeint ist? Warum lassen wir uns manchmal gern belügen? Wann können Sprachstörungen hilfreich sein? Was können wir aus ursprünglichen Wortbedeutungen lernen? Lassen sich vertrocknete Sprachhüllen mit neuem Leben füllen? Welche Sprechart fördert Kommunikation und Beziehung?«

- *Rainer Krause (1981): Sprache und Affekt. Das Stottern und seine Behandlung. Kohlhammer, Stuttgart (245 Seiten)*
Der Emotionsforscher Rainer Krause ist Professor für Klinische Psychologie an der Universität des Saarlandes. Auszug aus dem Umschlagtext:
»In langjährigen detaillierten Beobachtungsstudien hat der Autor u.a. die Mimik, die Gestik und das Körperverhalten von Stotterern untersucht. Er kann nachweisen, dass es sich beim Stottern nicht – wie allgemein angenommen wird – um eine Sprachstörung handelt, sondern dass vielmehr das affektive Verhalten der Stotterer gestört ist.«

- *Eva Nagl-Jancak, Edith Thabet (1989): Lass dir Zeit. Stottern will verlernt sein. Fischer, Frankfurt a. M. (155 Seiten)* [LL]
Ein Elternratgeber auf tiefenpsychologischer Basis mit eindrücklichen Fallbeispielen und einer interessanten Typisierung: »Das gehemmte Kind«, »Das angepasste Kind«, »Das ehrgeizige Kind«, »Das abgelehnte Kind«, »Die ehrgeizige Mutter aus der Mittelschicht«, »Die ehrgeizige Mutter aus der Arbeiterschicht«, »Die unsichere Mutter«. Das Buch gibt Einblick in familiendynamische Zusammenhänge hinter dem Stottern und hilfreiche Hinwei-

se für Eltern stotternder Kinder. Dem Thema »Schuldgefühle der Eltern« weicht die Autorin jedoch aus.

- *Sylvia Sassenroth-Aebischer (2002): »Sie wissen es doch ganz genau ...« Gespräche mit kleinen stotternden Kindern. In: Barbara Zollinger (Hrsg.): Wenn Kinder die Sprache nicht entdecken. Einblicke in die Praxis der Sprachtherapie. Paul Haupt, Bern, S. 67–77 (11 Seiten)* [LL]
Darstellung der logopädischen Therapie mit kleinen stotternden Kindern und deren Eltern aus der Erfahrung des »Berner-Teams«. Dabei wird auch gezeigt, wie das altersgemäße Gespräch mit dem Kind dazu beitragen kann, dass sich die Eltern vermehrt trauen, ihr Kind auf der Gefühlsebene anzusprechen.

- *Edmund Westrich (1977): Der Stotterer. Psychologie und Therapie. Schriften zur Sonderpädagogik. Dürr, Bonn (117 Seiten)* [LL]
Obschon bereits 25 Jahre alt, ist dies immer noch ein sehr lesenswertes Buch. Westrichs Erfahrungen in der gesprächstherapeutischen Behandlung von über 250 stotternden Jugendlichen machen deutlich, dass Stottern als sinnvolle Reaktion auf eine Angst vor Selbstdarstellung und Dialog verstanden werden muss. Eindrückliche Aussagen stotternder Jugendlicher zeigen, wie sehr das Stottern dazu dient, Selbstverantwortung zu vermeiden: »In den Situationen, in denen ich stotterte, wagte ich nicht, zwischen ja und nein zu entscheiden. Ich versuchte nicht, zu meiner Sache zu stehen und meine Meinung zu vertreten. Ich stotterte, um den Gesprächspartner zu bewegen, mir entgegen zu kommen und die Initiative zu ergreifen. Ich machte stets andere oder anderes verantwortlich ...«

- *Alexander Zimmermann, Sylvia Sassenroth-Aebischer (2000): Gemeinsam mit Eltern junger stotternder Kinder das Tabu Stottern lösen. In: J.A. Renner (Hrsg.): Stottern und Familie. Hilfen – Lösungswege – Chancen. 5. Stotterkonferenz der ivs. Interdisziplinäre Vereinigung für Stottertherapie e.V., Darmstadt, S. 58–67 (10 Seiten)* [LL]
In diesem Beitrag wird beschrieben, wie die Eltern und das kleine stotternde Kind die Redeflussstörung erleben und welche Bedeutung dabei Scham- und Schuldgefühle haben können. Mit prakti-

schen Beispielen aus der Arbeit des »Berner-Teams« wird gezeigt, wie die Gefühlswelt von Eltern und Kind angesprochen werden kann und diskutiert, warum dies wichtig ist.

... zur logopädischen Spieltherapie

- *Frieda Kurz (1999): Zur Sprache kommen. Psychoanalytisch orientierte Sprachtherapie mit Kindern. Ernst Reinhardt, München (176 Seiten)*
Dieses Buch handelt nicht speziell vom Stottern, zeigt aber in Theorie und Fallbeispielen, wie Spieltherapie mit sprech- oder sprachgestörten Kindern funktioniert. Besonders wertvoll ist auch das einführende Kapitel zu den »psychoanalytischen Aspekten der Sprachentwicklung«.

... zur Entwicklung von Kindern

- *Ronald D. Laing (1982): Gespräche mit meinen Kindern. Rowohlt, Reinbek b. H. (102 Seiten)* [LL]
Ein kleines Büchlein, ohne Theorie, ohne Belehrung, nur mit kleinen Dialogen zwischen dem Autor (einem Psychiater, der als Mitbegründer der Antipsychiatrie gilt) und seinen Kindern. Sprache erscheint darin als außerordentlich lustvolle Tätigkeit, welche blüht, wenn Sie von einem dialogischen Partner mitgetragen und nicht bewertet wird.

- *Alice Miller (1983): Das Drama des begabten Kindes und die Suche nach dem wahren Selbst. Suhrkamp, Frankfurt a. M. (182 Seiten)*
Der Titel dieses Buches täuscht, denn es handelt nicht von Hochbegabung, sondern von den hohen Fähigkeiten und Verletzlichkeiten aller kleinen Kinder. Der Autorin gelingt es, die oft subtil gestrickten schmerzlichen Qualen zu beschreiben, welche kleine Kinder manchmal in »ganz normalen Familien« erleiden müssen: »Das Drama des begabten, d.h. sensiblen, wachen Kindes besteht darin, dass es schon sehr früh Bedürfnisse seiner Eltern spürt und sich ihnen anpasst, indem es lernt, seine intensivsten, aber unerwünschten Gefühle nicht zu fühlen.«

● *Horst-Eberhard Richter (2003): Eltern, Kind und Neurose. Psychoanalyse der kindlichen Rolle. Rowohlt, Reinbek b. H. (280 Seiten)* [LL]
Richters 1963 erstmals erschienenes Buch wurde im Jahr 2003 zum 31. Mal neu aufgelegt. Es war eine der ersten Beschreibungen der unbewussten »Verwendung« von Kindern durch die Eltern, bildete einen Ausgangspunkt zur Entwicklung der Familientherapie und ist noch heute so aktuell wie zuvor. Richter schrieb: »[Das Kind repräsentiert für die Eltern] verschiedene Aspekte ihres eigenen Selbst. Es repräsentiert aber oft auch ... Züge anderer Personen aus der eigenen Vorgeschichte: Das Kind tritt dann unbewusst zum Beispiel an die Stelle der eigenen Eltern oder eines Geschwisters. Es braucht nur einzelne Merkmale zu offenbaren, die den Eltern mit Merkmalen dieser anderen Partner aus ihrer Vorgeschichte ähnlich scheinen: Schon übertragen sie auf das Kind die Wünsche, Aggressionen, Schuldgefühle und Ängste, die an jenen früheren Partnern nicht voll verarbeitet wurden. Sie ›verwechseln‹ das Kind gleichsam mit jenen anderen Beziehungspersonen. Dabei geschieht es oft, dass sie Merkmale, die bei dem Kind an sich kaum ausgeprägt sind oder zumindest nicht dominieren, aus affektiven Gründen ganz einseitig überwerten, so dass für den objektiven Betrachter der Eindruck entsteht, dass die Eltern das Kind völlig falsch ›sehen‹.«

... zur Persönlichkeitsentwicklung

● *Erich Fromm (1998): Haben oder Sein. Die seelischen Grundlagen einer neuen Gesellschaft. Deutscher Taschenbuchverlag (dtv), München (224 Seiten)* [LL]
Fromm nannte sich »radikal-humanistischer Psychoanalytiker« und arbeitete sein Leben lang an der Vision eines humanistischen Sozialismus.
»Die These dieses wichtigen Buches ist, dass zwei Arten der Existenz um die Seele der Menschen streiten: Der Modus des Habens, der sich auf materiellen Besitz konzentriert, auf Gewinnsucht, Macht, Aggression und der Gier, Neid und Gewalt verursacht; und der Modus des Seins, der sich auf Liebe gründet, auf die Lust zu teilen und sich in wesentlicher, nicht verschwenderischer sondern schöpferischer Tätigkeit ausdrückt.«

Buchempfehlungen

- *Karen Horney (1995): Neurose und menschliches Wachstum. Das Ringen um Selbstverwirklichung. Fischer, Frankfurt (432 Seiten)*

Auf der Grundlage von Freuds Ideen entwickelte die Neoanalytikerin Horney eine Neurosenlehre, in deren Zentrum sie die Angst stellte und beschrieb, wie diese aus gestörten menschlichen Beziehungen erwächst und wiederum auf diese einwirkt. Sie zeigt, wie die »Tyrannei des Solls« zu Selbstentfremdung, Hass und Selbsthass führen kann:

»Durch mancherlei ungünstige Einflüsse kann es einem Kind verwehrt sein, sich in Übereinstimmung mit seinen individuellen Bedürfnissen und Möglichkeiten zu entwickeln. Diese Einflüsse sind mannigfaltig, fasst man sie aber zusammen, so ergibt sich als Kernpunkt immer die Tatsache, dass die Menschen in der Umgebung des Kindes zu sehr in ihren eigenen Neurosen befangen sind, um das Kind zu lieben oder sogar als das besondere Individuum, das es doch ist, begreifen zu können.«

Die gut verständliche Sprache der Autorin und noch mehr ihr optimistisches Menschenbild machen die Lektüre dieses grundlegenden Buches trotz des schwierigen Themas zu einem packenden Unternehmen.

- *Abraham H. Maslow (2000): Psychologie des Seins. Ein Entwurf. Fischer, Frankfurt a. M. (243 Seiten)*

Ein Klassiker der Humanistischen Psychologie, der nichts an Aktualität eingebüßt hat. Wachstums-Motivation wird der Defizit-Motivation, das Bedürfnis nach Wissen der Angst vor dem Wissen gegenübergestellt und eine »Definition der Menschlichkeit« gewagt.

- *Carl R. Rogers (2003): Entwicklung der Persönlichkeit. Psychotherapie aus der Sicht eines Therapeuten. Klett-Cotta, Stuttgart (407 Seiten)* [LL]

Dem Autor gelingt es in diesem Buch, die Entwicklung seiner humanistisch-psychologischen, nicht-direktiven »Klientenzentrierten Gesprächspsychotherapie« vor dem Hintergrund seiner eigenen Persönlichkeitsentwicklung zu erklären. Er beschreibt den Prozess der Persönlichkeitsentfaltung, was es bedeutet, »eine affektive Beziehung voll zu erfahren«, »sich selbst zu finden« und »das Selbst zu sein, das man in Wahrheit ist«. In der Mitte des Buches steht das Kapitel: »Ansichten eines Therapeuten vom guten Leben«. Danach folgt ein wissenschaftlicher Teil zur Überprüfung von Rogers therapeutischem Ansatz und schließlich die Beschreibung verschiedener Auswirkungen humanistisch-psychologischen Denkens und Handelns, wie zum Beispiel das Lehren im »schülerzentrierten Unterricht«, das zu »signifikantem Lernen« führt.

... zur Ablösung von den Eltern

Die folgenden beiden Bücher sind bereits im Text vorgestellt und empfohlen worden (vgl. S. 74 f.):

- *Howard M. Halpern (2003): Abschied von den Eltern. Eine Anleitung für Erwachsene, die Beziehung zu den Eltern zu normalisieren. Iskopress, Salzhausen* [LL]

- *Verena Kast (2002): Vater-Töchter, Mutter-Söhne. Wege zur eigenen Identität aus Vater- und Mutterkomplexen. Kreuz, Stuttgart*

... zu Liebe, Partnerschaft und Familie

- *George R. Bach, Herb Goldberg (1981): Keine Angst vor Aggression. Fischer, Frankfurt a. M. (244 Seiten)* [LL]
Aggression wird hier als Grundphänomen allen Lebens verstanden, als Gegenteil von Passivität und als Motor für Interesse und die Lust an Auseinandersetzung. Da sich Aggression in höchst zerstörerischen Formen zeigen kann, haben viele Menschen unserer Kultur eine große Angst vor persönlicher Aggressivität entwickelt und so verlernt – oder nie gelernt – die hilfreichen Formen konstruktiver Aggression in zwischenmenschlichen Auseinandersetzungen zu nutzen.

Buchempfehlungen

- *George R. Bach, Peter Wyden (1995): Streiten verbindet. Spielregeln für Liebe und Ehe. Fischer, Frankfurt a. M. (295 Seiten)* [LL]
Als Inhaltsbeschreibung zu diesem Buch sind folgende Worte zu lesen:
»Nach welchen Regeln hat ein fairer Streit zu beginnen und welche Distanz ist dabei einzuhalten? Es geht hier darum, durch offene Aussprache das ›Museum‹ der nicht bereinigten Konflikte aufzulösen, Verständnis für die Gefühle des Partners zu gewinnen und so echte Intimität herzustellen. Mannigfache Steine liegen auf diesem Wege: Bewusstes Missverstehen, der Schlag unter die Gürtellinie, falsche Anpassung oder das ›Verrücktmachen‹ des Partners, indem man ihn in eine unfreie Abhängigkeit versetzt.«

- *Erich Fromm (2001): Die Kunst des Liebens. Heyne, München (158 Seiten)* [LL]
In den 40 Jahren nach seinem Erscheinen wurde dieses Büchlein allein im deutschen Sprachraum fünf Millionen mal verkauft.
»Ist Lieben eine Kunst? Dann erfordert es Wissen und Bemühung. Oder ist Lieben nur ein angenehmes Gefühl, das zu spüren nur eine Sache des Zufalls ist, etwas, dem man ›verfällt‹, wenn man Glück hat? Dieses kleine Buch basiert auf der erstgenannten Annahme, während die Mehrheit der Menschen zweifellos an die zweite Annahme glaubt. Diese Menschen sind keineswegs der Ansicht, dass Liebe nicht wichtig sei. Sie sind vielmehr voller Verlangen nach Liebe; sie sehen sich eine endlose Zahl von Filmen mit glücklichen und unglücklichen Liebesgeschichten an, sie lauschen Hunderten alberner Lieder über die Liebe – und dennoch glaubt keiner, dass es irgend etwas gibt, das man über das Lieben lernen müsste.«

- *Ronald D. Laing (1984): Die Politik der Familie. Rowolth, Reinbek (176 Seiten)*
Meisterlich entschlüsselt Laing alltägliche aber nicht harmlose Familien-Szenarien, so dass plötzlich einfach erscheint, was ursprünglich verworren, kaum fassbar schien:
»Die Situation, die mir in Familien am häufigsten begegnet, ist, dass das, was sich meiner Meinung nach abspielt, fast gar keine Ähnlichkeit mit dem hat, was jeder einzelne in der Familie erfährt oder was sich seiner Meinung nach abspielt, ob sich das nun mit dem gesunden Menschenverstand deckt oder nicht. Eins ist jedoch einem Außenstehenden oft

klar: es besteht in der Familie ein gemeinschaftlicher Widerstand dagegen, zu entdecken, was sich abspielt, und es gibt komplizierte Kunstgriffe mit dem Ziel, alle im dunkeln zu lassen ...«

- *Ashley Montagu (2000): Körperkontakt. Die Bedeutung der Haut für die Entwicklung des Menschen. Klett-Cotta, Stuttgart (265 Seiten)* [LL]

Die Haut ist ein wunderbares Organ. Sie dient dem Schutz vor gefährlichen Außeneinflüssen und vor dem Austrocknen, dem feinorganischen Austausch zwischen Innen und Außen, der Temperaturregulation, der Orientierung und der sozialen Kontaktaufnahme. Ashley Montagu untersucht die Zusammenhänge zwischen dem Fehlen von genügend Körperkontakt in der Kindheit und der Entstehung bestimmter Krankheiten, sowie die Abhängigkeit der sozialen Fähigkeiten eines Menschen vom Erlebnis der Haut.

- *Desmond Morris (1982): Liebe geht durch die Haut. Die Naturgeschichte des Intimverhaltens. Droemer Knaur, München (304 Seiten)* [LL]

Über den Ursprung menschlicher Intimbeziehungen, den einladenden Körper, sexuelles und soziales Intimverhalten, Berufsberührer, Intimersatz, Schnuller und Superwarzen.

- *Helm Stierlin (1985): Delegation und Familie. Beiträge zum Heidelberger familiendynamischen Konzept. Suhrkamp, Frankfurt a. M. (254 Seiten)*

Ein Familientherapie-Klassiker, in welchem die drei häufigsten Beziehungsszenarien beschrieben werden, aus welchen psychische, psychosomatische und somatische Erkrankungen oder einfach Unglücklichsein genährt werden: Bindungsszenarium, Ausstoßungsszenarium und Delegationsszenarium.

... zu Kommunikation und Wirklichkeit

- *Gerhard Roth (2001): Das Gehirn und seine Wirklichkeit. Kognitive Neurobiologie und ihre philosophischen Konsequenzen. Suhrkamp, Frankfurt a. M. (383 Seiten)*

Roths Konstruktivismus zeigt in neurophysiologischer Argumentation, wie wir unsere Bilder der Wirklichkeit nicht wegen ihrer Wahrheit, sondern wegen ihrer Nützlichkeit pflegen und deshalb auch verändern können, wenn unsere bewussten und unbewussten Motive nach einer Anpassung drängen.

- *Paul Watzlawick (2003): Wie wirklich ist die Wirklichkeit? Wahn, Täuschung, Verstehen. Piper, München (252 Seiten)* [LL]

Auf unkonventionelle und amüsante Weise klärt Bestsellerautor Paul Watzlawick darüber auf, was die sogenannte Wirklichkeit tatsächlich ist. Denn sie ist keineswegs das, was wir als »Wirklichkeit« bezeichnen. Vielmehr ist sie das Ergebnis zwischenmenschlicher Kommunikation, was hier mit vielen überraschenden Beispielen belegt wird. »Dieses Buch ist Pflichtlektüre für alle, die für alles eine Erklärung parat haben und diese als objektive Tatsachen anpreisen.« (Rias Berlin)

- *Paul Watzlawick, Janet H. Beavin, Don D. Jackson (2000): Menschliche Kommunikation. Formen, Störungen, Paradoxien. Huber, Bern (271 Seiten)*

Dieses Buch wurde auch schon »die Bibel der Kommunikationswissenschaft« genannt. Es enthält das berühmte Axiom »Man kann nicht nicht kommunizieren« und verdeutlicht die hilfreiche Unterscheidung zwischen Beziehungsaspekt und Inhaltsaspekt jeder Mitteilung. Die Autoren geben eine Einführung in die verschiedenen Sprachebenen der Alltagskommunikation und untersuchen diese besonders im Hinblick auf Störungen, welche zu Missverständnissen, zu Entfremdung und sogar zu vollständigem Einander-Nichtverstehen führen können.

4 Erste Reaktionen von betroffenen Leserinnen und Lesern

Bitte beachten!
Falls Sie dieses Kapitel lesen, bevor Sie die Erklärungen zur Entstehung des Stotterns gelesen haben, werden Sie durch einige Aussagen von betroffenen Eltern vielleicht erschreckt werden. Zum Beispiel kann der Eindruck entstehen, dass der Ratgeber einfach die Eltern beschuldigt, das Stottern ihres Kindes verursacht zu haben. Das ist nicht so. Stottern entsteht vor dem Hintergrund einer gewissen körperlichen Verletzlichkeit in einem manchmal nicht so günstigen Netz von sozialen Beziehungen. Für die »gewisse körperliche Verletzlichkeit« sind die Eltern nicht und für das »manchmal nicht so günstige Netz von sozialen Beziehungen« nicht allein verantwortlich. Allerdings werden die Möglichkeiten und Verantwortungen der Eltern im vorliegenden Ratgeber direkt genannt, so dass auch Schuldgefühle und Schuld offen zur Sprache kommen. Die Auseinandersetzung mit Schuldfragen ist immer schwierig. So ist es nicht verwunderlich, dass das Hin- und Hergerissenwerden zwischen Anerkennung und Ablehnung von Schuld auch in den ersten Reaktionen von betroffenen Eltern gut zu spüren ist. Warum – so könnten Sie jetzt fragen – ist denn das Buch nicht vor allem darauf ausgerichtet, den Eltern stotternder Kindern die Schuldgefühle zu nehmen; sie von so belastenden Gefühlen möglichst schnell zu befreien? Unsere Antwort ist: Schuldgefühle sind nicht nur belastende Gefühle. Sie können auch wertvolle Hinweise dafür sein, wie wir uns als Eltern vermehrt so verhalten können, wie wir uns das wünschen. Zusammenhänge dieser Art werden im Buch genauer erklärt.

Welche Wirkungen kann das Lesen dieses Ratgebers auf die Eltern stotternder Kinder haben? Diese Frage prägte die ganze Geschichte der Entstehung des Buches. Aus zwei Gründen soll sie abschließend noch offen zur Sprache kommen: Erstens war es uns wichtig, von einigen Eltern Hinweise zu erhalten, was an dem Manuskript verbessert werden könnte, bevor es gedruckt wird. Zweitens können sich aus den Reaktionen einiger Eltern Orientierungspunkte für die Leser ergeben: Sind Ihre Reaktionen außergewöhnlich, oder reagieren Sie ähnlich wie andere Eltern auf das hier Geschriebene?

Die Erfahrungen, von welchen im Folgenden berichtet wird (es sind Ausschnitte aus etwa einstündigen Gesprächen), stammen allerdings von einer besonderen Auswahl von Betroffenen: Alle Eltern stotternder Kinder waren oder sind bei dem einen oder anderen Mitarbeiter unseres Teams während mindestens drei Konsultationen in einer Beratung gewesen. Trotzdem sind einige ihrer Reaktionen auf das Buch vielleicht ganz ähnlich zu Ihren.

Aussagen der Eltern, die direkte Vorschläge zur Verbesserung des Buches waren, werden dabei nicht erwähnt, weil sie weitgehend im hier gedruckten Text des Buches berücksichtigt und umgesetzt worden sind.

Herr und Frau A

Herr A: Mir geht es sehr gut und sehr schlecht. Es war die schönste und schlimmste Weihnachtszeit seit vielen Jahren. Wir Eltern haben so gute Gespräche geführt, wie noch nie. Das war sehr schön, so toll ... und es ist immer noch so. Aber die Schuldgefühle. So lange habe ich so vieles falsch gemacht. Ich möchte sofort alles besser, richtig machen. Ich verstehe Ihre Erklärungen zu Schuld und Schuldgefühlen gut. Aber trotzdem lasten sie schwer.

Frau A: Ich habe schon lange ein solches Buch gesucht. Es hat uns wachgerüttelt ... Es liegt bei uns auf dem Tisch. Es war wie ein Kloß im Hals, wenn ich am blauen Manuskript vorbeiging. Ganz besonders hat es mich durchgeschüttelt, als ich bemerkt habe, wie sehr es meinen Mann trifft. Er weinte. So habe ich ihn noch nie gesehen.

Herr A: Ich habe in den Ferien Angst bekommen, dass es so weiter gehen könnte, wie bisher; dass sich nichts verändert. ... Wir leiden im Moment darunter, dass wir über den Kopf erziehen und nicht über den Bauch. Wir haben so viele Fragen.

Frau A: Das Buch ist einfach eine klare Sache. Und so was braucht man. Auch wenn es aufwühlt.

J.K.: *Ist Ihnen nicht auch der Gedanke gekommen: Vielleicht stimmt das alles nicht!?*

Herr A: Keine Sekunde.

Frau A: Wir haben so stark uns gesehen, unsere Kindheit.

Herr A: Es sind so viele Dinge drin, die genau auf uns zutreffen. Es stimmt. ... Aber eine Aussage hat mich gestresst. Die würde ich rausnehmen: Sie schreiben, Stottern könne geheilt werden. Wenn es aber schon ein halbes Jahr bestehe, könnte es auch bleiben. Das hat mich wieder zurückgeworfen.

Frau A: Mich überfordert im Moment die Situation. Es sind so viele Einsichten ... Jetzt ist wie ein Feuer in mir.

Herr A: Es brennt auf der Brust ... und ich setzte meine Frau unter Druck.

J.K.: *Wenn der Text so starke Dinge bei Ihnen ausgelöst hat, müsste er dann nicht entschärft werden?*

Herr A: Nein, er muss überhaupt nicht entschärft werden. Sie können ihn Wort für Wort stehen lassen.

Frau A: Dieses Aufrütteln ist unbedingt notwendig. ... Wir haben Ärger nie ausgedrückt. Bei Ärger haben wir immer nur geschwiegen.

Herr A: Kürzlich bin ich nach Hause gekommen und die Kinder haben kräftig gestritten. Mich hat's gefreut, aber für die Frau war's zu viel.

Erste Reaktionen von Betroffenen

Frau B, eine junge erwachsene Stotternde

Es ist schon gut, das Buch. Es entspricht dem, was ich denke. ... Ich glaube aber, ich tendiere auch dazu, meine Eltern nicht anzuklagen. Das war vor so langer Zeit und bringt heute doch nichts mehr.

Frau C, eine Mutter mit Kindern, von denen keines stottert

Das Buch ist flüssig und gut verständlich geschrieben. Zudem gibt es gute Denkanstöße auch für die Erziehung »gesunder« Kinder. Das Buch beinhaltet Tipps und Hinweise, die mich veranlasst haben, den täglichen Ablauf mit den Kindern wieder einmal unter die Lupe zu nehmen und gewisse Abläufe in Frage zu stellen. Höre ich meinen Kindern wirklich zu oder studiere ich noch an 100 anderen Sachen herum? Sich beim Kind entschuldigen können – »deine Meinung ist mir wichtig« –, das Kind loben, absichtslose Zeit mit den Kindern verbringen, sich auf die Stufe des Kindes stellen und sich vorstellen können, dass etwas für uns unwichtig Erscheinendes für das Kind von großer Bedeutung sein kann. ... Allerdings: mit den »bösen Worten« und dem freien Ausdrücken von Wut, Ärger und Hass bin ich nicht einverstanden. Man sollte sich so aggressive Worte nicht gefallen lassen.

Herr und Frau D

Herr D: Das Hauptproblem für mich ist in diesem Buch das Thema Schuld. Wenn ich so was lese, kommen mir gleich all die katholischen Heftchen in den Sinn. Es ist bei einem Kind mal so passiert. Es ist ins Stottern gekommen – irgendwie ist es da doch schon zu spät; man kann das nicht rückgängig machen. Man hat es nicht erkennen können, wie es entstanden ist. Jetzt hat es doch keinen Sinn, sich da noch Schuldgefühle zu machen. Jetzt muss man nach vorne schauen. Ursa-

	chen-Wirkungs-Fragen sind schon wichtig, aber ich möchte mich für diese interessieren können, ohne durch Schuldfragen belastet zu werden.
Frau D:	Es sollte mehr auf die Gratwanderung der Eltern eingegangen werden: Das Stottern macht die Eltern so nervös, so ungeduldig ... manchmal aggressiv. Manchmal hat man wirklich genug. Man hat das Gefühl: Auf jede Art ist mein Verhalten irgendwie falsch.

Herr und Frau E

Herr E:	*[Scherzhaft und ein wenig ernst]* Wir haben gerade auf dem Weg hierher zueinander gesagt: Sie sind ein Feigling. So klar haben Sie uns das nie gesagt, dass wir Eltern Schuld am Stottern unserer Tochter sind.
J.K.:	*Das stimmt so ja auch nicht, denn Schuld sind Ihre Eltern, nein, Ihre Großeltern, nein, die Urgroßeltern ... ja, wahrscheinlich Adam und Eva.*
Frau E:	Ich glaub, es war eher die Schlange.
Herr E:	Als ich die Beschreibung dieser vielen Möglichkeiten problematischer Großeltern gelesen habe, dachte ich mir, es müssten ja viel mehr Kinder stottern.
J.K.:	*Ja, das wird im Buch vielleicht zu wenig deutlich gezeigt: Die schwierigen Hintergründe sind sehr häufig, und nur einige Kinder werden durch sie ins Stottern geführt; andere geraten in andere psychosomatische Probleme und wieder andere überwinden solche Belastungen problemlos.*
Herr E:	Ich habe mich an vielen Orten im Buch gefunden. ... Die Sprache ist nicht hochgestochen, ist lesbar, hat immer Beispiele. Es ist nicht belehrend. Es hat nicht den Anspruch, das einzige richtige Verständnis zu vermitteln und doch ist die Überzeugung zu spüren, dass dies ein guter Weg ist. ... Ich kann mir gut vorstellen, dass dieses Buch eine Bereicherung für Eltern stotternder

Erste Reaktionen von Betroffenen

Kinder ist. ... Auch weil es die Botschaft enthält: Man kann etwas machen. Es wirft einen auf sich selbst zurück, was sehr gut tut.

Frau E: Also, ich wollte die Sachen aufschreiben, aber bin nicht mehr dazu gekommen. Ich weiß es nicht mehr. Es hatte ein paar Dinge, da hab ich gespürt: Die könnte ich nicht so eins zu eins annehmen. Es hatte auch Dinge, da hatte ich das Gefühl: »Das ist mir schon lange klar.« ... Es wird aber noch klarer, wenn es jemand so strukturiert aufzeigt. Ich habe das Buch so gelesen, als ob ich es in der Buchhandlung aufgeschlagen hätte. Und da dachte ich: »Ah, da sagt mal jemand, was ich schon lange spüre.« ... Gut fand ich auch, dass es nicht so einseitig ist. Wem das Wort »Schuld« nicht passt, kann ein anderes nehmen. Es lässt einige freie Wahl: Willst du oder willst du nicht ... Man bleibt ein bisschen in der Luft hängen ... die harten Konsequenzen fehlen. Als der Teil kam »Was kannst Du unternehmen?« fehlte etwas ... etwas nach dem Kapitel »Selbstentfremdung« ... Zur Familiengeschichte fehlte etwas. ... Für mich war der Übergang vom zweiten zum dritten Teil zu hart. ... Es war plötzlich zu Ende ... Vielleicht war es der Aufruf: »Schau dich an, deine Eltern, deren Eltern!« Natürlich bleibt es in der Eigenverantwortung, was man aus einem Buch macht. Aber es lässt mir zu viele Ausweichmöglichkeiten ... ich kann es im Kopf erledigen. Ich kann das lesen und sagen: »Jetzt ist mir vieles klar.« Aber durch das allein hat sich noch nichts erledigt ... Wie löse ich es auf? ... Sollte ich mich auf eine Couch werfen und Therapie machen?

Herr E: Ich habe mich gefragt: Was hat bei mir zu Gefühlsknoten geführt? Es sind so viele Beispiele ... Ich hatte einen jähzornigen Vater und eine völlig unterwürfige Mutter.

Frau E: Und ich habe darüber nachgedacht, dass es wohl nicht Zufall ist, dass du einige Eigenschaften hast, die ich an meinem Vater immer so bewundert habe.

Herr E:	Das interessiert mich jetzt sehr, wo du an mir Ähnlichkeiten zu deinem Vater siehst ... der ja gewiss ein sehr schwieriger Mensch war.
Frau E:	Das unbeschwerte spielerische Raufen mit den Kindern, die Zuverlässigkeit und das Verantwortungsbewusstsein als Vater. ... Mich hat es damals viel zu sehr belastet, der Kindheit des Vaters nachzugehen. Seine Kindheit war so schlimm. Wie hat er es nur geschafft, nicht in der Depression völlig zu versinken? ... Vielleicht ist er aber gar nicht der Held, den ich bis heute bewundere. Aber wenn ich das entdecke, hab ich Angst, dass gar nichts mehr übrigbleibt.
J.K.:	*Vielleicht erscheint dann sein Leiden, seine Not und auch seine Kraft, eigene Lösungen zu finden; vielleicht erscheint seine Menschlichkeit deutlicher.*

Herr und Frau F

Herr F:	Generell finde ich die Arbeit sehr geglückt und für mich als betroffenen Vater auch anwendbar und brauchbar. Sicher ist es so, dass in den im letzten halben Jahr mit Ihnen – als Autor – stattgefundenen Gespräche viele der niedergeschriebenen Thesen, Ideen und Erläuterungen, bereits in mir Fuß gefasst hatten. So war ich beim Lesen dieses Buches sicher schon etwas vorbelastet, was mich erwarten könnte. Ich bin heute aber davon überzeugt, dass das Stottern unseres Kindes als Symptom eines familiären Ungleichgewichts bezeichnet werden darf. Ebenso, dass die Sprechunflüssigkeiten mit der Geschichte sowie der Atmosphäre in unserer Familie zu tun haben. ... Sicher ist es so, dass wir als Eltern eine gewisse Mitschuld dazu tragen, dass unser Kind stottert. Jedoch glaube ich auch, dass eine gewisse Veranlagung genetisch gesteuert ist. Zu erkennen, dass wir als Eltern manchmal verwirrende Botschaften aussenden, so dass

unser Kind mit Stottern darauf reagiert, finde ich sehr schwierig.

... Bei uns Eltern trifft auch die Aussage zu, dass wir in einem Elternhaus aufgewachsen sind, in welchem ein Elternteil besonders dominant war. Nicht zutreffend für uns scheint mir die Aussage, dass zwischen den meisten Eltern stotternder Kinder offener Streit selten sei. Hingegen trifft wiederum das große Kontrollbedürfnis der Eltern auf uns zu. Ebenfalls scheint mir, den eigenen Eltern manchmal widersprechen zu können, auch ein Problem zu sein, dem Frieden zu Liebe. Mein Bruder hat extrem gestottert. Meine Eltern haben sich ganz auf ihn konzentriert. Und auf die Schwester: Sie hatte einen angeborenen Herzfehler. Ich hatte dadurch viel Spielraum. Das ist sehr gut für die Entwicklung des Selbstbewusstseins.

J.K.: *Der Nachteil ist: Man kommt oft zu kurz.*
Herr F: Ja, das stimmt schon.

[Herr und Frau F sprechen über die Eltern von Frau F. Er beschreibt seine Schwiegermutter als dominierende Frau mit fixen Ideen über die Welt und die Menschen. Frau F widerspricht diesem Bild. Dann fügt sie an:]

Frau F: Meine Mutter sagt häufig: »Das Stottern des Kindes kommt von dir! ... weil du zu schnell und zu undeutlich sprichst.« Vielleicht habe ich bei ihr gewisse Hemmungen und spreche undeutlicher. Ich muss aufpassen, sonst sagt sie wieder ...

Herr F: Unser Kind wird bei der Großmutter auch stark gefordert, vielleicht zu stark.

Frau F: Und dein Vater wertet unser Kind immer wieder ab: »Du schreibst nicht schön, du machst das und das nicht gut.«

... Zu uns kommt meine Mutter gar nicht mehr zu Besuch, weil sie weiß, dass sie nicht anders kann, als sich in alles einzumischen, alles korrigieren muss und wir dann Streit bekommen. ...

Ich habe Mühe mit dem Buch: Für alles sollen die Eltern Schuld sein. Man darf die eigenen Eltern nicht schlecht machen, sagt man. Sonst fällt einem die Zunge aus dem Mund, hat man gesagt. ... Was im Buch über die Großeltern geschrieben ist, sollte ein wenig feiner ausgedrückt werden. Die Eltern werden ja fast ein wenig aufgefordert, sich gegen ihre Eltern zu wehren.

Herr und Frau G

Frau G: Mich hat das Buch wahnsinnig aufgewühlt. Es war schlimm. Das, was da steht, widerstrebt mir. Wir sind nicht eine solche Familie. Ich will das überhaupt nicht sein. ... Ich habe zwei Tage geweint. Dann kam der Ärger: Zum Donner, das scheißt mich an: Mir wird hier vorgehalten, ich sei verklemmt. Das bin ich wirklich nicht. Das hat mich verletzt. ... Nach zwei Tagen – es war wie eine Trauerarbeit – wollte ich es genau wissen: Was ist wahr und was nicht? Was will ich annehmen und was nicht?
Was für mich nicht zutrifft, ist das Unterdrücken der Gefühle. Unser Sohn und ich zeigen beide unsere Gefühle sehr deutlich. An eine Grenze komme ich viel eher mit unserer älteren Tochter. Sie ist eine, die ihre Gefühle nicht so direkt zeigt. Sie ist manchmal so hinter ..., so fies. Das kann ich kaum ertragen. Und der Bub lässt sich von ihr oft überreden, passt sich an.
Was ich am Buch gut finde – auch wenn es verletzt –, ist das Klare. Es hat so klare Sätze, die beschreiben genau das, was ist. Das Klare ist gut, aber auch belastend. Ich habe dann auch gedacht: Wenn Sie so aufwühlen, dann bieten Sie gefälligst auch etwas! Wie geht es weiter? Was soll jetzt nach der Lektüre des Buches geschehen?

Herr G: Auch ich habe im Buch eher die Tochter gesehen als den Sohn. ... Mich hat das Buch zuerst auch verletzt. Man kommt sich manchmal wie auf der Anklagebank vor. Mit vielem konnte ich mich nicht identifizieren. Mit anderem schon: Dass ich bei einem Streit schnell beleidigt bin, dass ich das so persönlich nehme. Und auch die Unsicherheit darüber, wann ich die Kinder gewähren lassen soll und wann Grenzen setzen richtig wäre. ... Zu wenig konsequent ... Die Kinder merken das und so werde ich ihnen vielleicht nicht gerecht *[Anmerkung J.K.: Herr G meint hier wohl: »und so nehmen sie mich manchmal nicht ernst.«]*

Frau G: Dass Du so schnell gekränkt bist, ist ja nicht verwunderlich. Wenn man bedenkt, dass sich deine depressive Mutter wochenlang beleidigt einschließen konnte und dein Vater Alkoholiker war ...
Zu meiner Mutter kam mir noch in den Sinn, dass sie immer nur lacht, wenn unser Sohn starke Gefühle zeigt, zum Beispiel verärgert ist. ... Sie hat das Buch liegen gesehen und wollte es auch lesen. Ich wollte nicht.

J.K.: *Wie hätte sie reagiert, wenn sie es gelesen hätte?*

Frau G: Sie hätte es abgelehnt ... Es ist der Perfektionismus unserer Familie ... Meine Mutter hätte Mühe gehabt, dass ich als Mutter angegriffen werde ... Mich kann das heute noch durcheinander bringen, wenn mir die Mutter etwas sagt.

Kommentar J.K.: *Auf Herr und Frau G scheint das Manuskript wenig hilfreich gewirkt zu haben. Sie fühlten sich als Eltern stark beschuldigt und deshalb nicht unterstützt. Vielleicht würde ihnen ein Elternratgeber mehr dienen, der nicht in die Vergangenheit blickt, sondern nur von der Gegenwart in die Zukunft schaut.*
Die Reaktion dieser Eltern zeigt ein Problem jedes Elternratgebers auf: Wo liegt die Balance, die »goldene Mitte« zwischen dem Aufklären über familiengeschichtliche Zusammenhänge zum Problem eines Kindes und dem Aufbau von gesundem Optimismus für die Zukunft? Beides kann man nicht gleichzeitig tun und echter Optimismus benötigt lebensgeschichtliches Wissen: Die Form von »Optimismus«, die vorwiegend aus einer Selbstbeschwörung be-

steht (»Es wird alles gut, weil alles gut werden muss!«) ist nämlich wenig tragfähig. Ein Optimismus, der Eltern und Kinder trägt, entsteht in den Eltern am ehesten aus dem Betrauern eigener früher Verluste und Verletzungen, dem Anerkennen der in der Kindheit und später erworbenen Stärken und der Entdeckung der in den eigenen Kindern schlummernden Entfaltungsmöglichkeiten. Solcher Optimismus kann zu einer neuen Offenheit für Veränderungen und – wenn nötig oder gewünscht – auch zu einer echten Versöhnung mit den frühen Bezugspersonen führen.

Frau H
Der Bub *[8-jährig]* hat gesehen, dass der Papi das Buch liest. Das gab eine Riesensache. Das war gar nicht gut. Das Thema gehe nur ihn etwas an, hat er gesagt. Der Papi dürfe so etwas nicht lesen.
J.K.: *Das erstaunt mich jetzt, denn eigentlich geht es den Sohn doch nichts an, was der Vater liest?!*
Das Buch hat gute Sachen drin. Aber ein Ratgeber ist es eigentlich nicht. Die konkreten Ratschläge fehlen mir. Es gibt nicht Hinweise, wie man auf gewisse Situationen reagieren soll. »Was mache ich, wenn ...?«. Das fehlt.
Für mich war das Stottern wirklich schlimm. Weil es über Nacht gekommen ist. Wenn ich dieses Buch erhalten hätte, als Jonas in der ganz schwierigen Phase war, wäre ich depressiv geworden. Es heißt ja drin, die Eltern seien selber Schuld, wenn sie ein Kind haben, das stottert. Ich bin selber krank geworden, als er zu stottern anfing. Ich konnte es nicht akzeptieren. Ich bekam Schlafstörungen.
Was sehr interessant ist, ist die Drei-Generationen-Taktik ... Das stimmt schon. Da stimmen einige Dinge. Mein Mann hat ja früher stark gestottert. ... Aber der Sohn von Jonas' Pate stottert auch und seine Frau ist Kleinkindererzieherin. Die macht doch sicher nicht alles falsch!
[Es folgt ein Gespräch darüber, wie die meisten Eltern stotternder Kinder sehr viel Gutes für ihre Kinder tun ... manchmal fast zu viel.]

Jonas war 3 Jahre lang der Prinz im Hause, bis seine Schwester zur Welt kam. Er hat nie drauf reagiert. ...
Ich frage mich: Wie weiter, was tun? Dazu sagt der Ratgeber nichts. Was macht man, wenn Mann und Sohn einfach dasitzen und nichts machen wollen. Mutter und Tochter möchten vieles unternehmen, aber die sitzen einfach da.

J.K.: Ich verstehe die Sorge, die Sie erwähnen. Vielleicht wäre es gut, wenn Sie Ihren Mann fragen würden, ob er mithelfen würde, in einer Paarberatung Wege aus Ihrem Unbehagen heraus zu suchen. In einem Elternratgeber können spezielle Paarfragen leider nicht ausführlich besprochen werden.

Kommentar J.K.: *Die Lektüre des Manuskripts scheint in Frau H ein Gemisch von Gefühlen ausgelöst zu haben: einerseits einen starken Impuls, Aussagen, die sie als unberechtigte Vorwürfe empfindet, zurückzuweisen und andererseits eine Sehnsucht nach Überwindung eines Hindernisses in der weiteren Entwicklung ihrer Familie oder Partnerschaft. Damit zeigt Frau H ein weiteres grundlegendes Problem eines Elternratgebers auf: Wenn in den Erklärungen zu einem bestimmten Problem der Erziehung – hier ist es das Stottern eines Kindes – auch auf die Wünsche und Bedürfnisse der Eltern eingegangen wird, kann dies in den Eltern leicht auch andere Wünsche wecken (wieder bewusst machen). Eine Hilfe zur Erfüllung dieser vielleicht grundlegenderen Wünsche wäre da sehr gefragt. Ein Elternratgeber muss in dieser Hinsicht leider enttäuschen.*

Herr und Frau J

Wir haben den Eindruck, dass dieser Ratgeber sehr hilfreich ist, weil er unterstützt und nicht verurteilt. Er ist sehr informativ und zeigt verschiedene Möglichkeiten auf, wie man das Problem angehen kann. Er spricht Klartext, ist deshalb manchmal auch unangenehm. Aber das muss so sein. Je nachdem wie stark man sich als Eltern betroffen fühlt, ist das Buch zum Teil schon sehr dicht und da muss man es für eine Weile weglegen, weil man es schlecht erträgt. ... Unser Sohn hat seit letztem Sommer das Problem nicht mehr [stottert seit letztem Sommer nicht mehr] und wir beide sind in einer Paartherapie. So wissen wir, dass wir auf einem guten Weg sind.

Herr J: Den Ratgeberteil, also den zweiten Teil des Buches, habe ich sehr gut empfunden: einfach zum Lesen, übersichtlich, gut strukturiert. Er gibt eine ganze Palette von Möglichkeiten und ist sehr konkret. Eine kleine Fundgrube. Die Schwere, das Gewicht, das vorher war, löst sich wieder auf.

Frau J: Ja, zuerst hat man das Gefühl, das ist ein riesiger Berg. »Schaffe ich das?« Dann, mit den praktischen Ratschlägen, wurde es wieder klarer, anpackbar.

Herr J: Manchmal ist es wie gekippt: »Verflixt, was man da alles falsch machen kann!« Ich hatte während dem Lesen auch mal eine Phase – vor dem Thema Schuldgefühle –, da habe ich das Buch für eine Weile weggelegt.

Frau J: Den Teil über den Umgang mit Schuldgefühlen haben wir als sehr hilfreich empfunden und die Drei-Generationen-Sicht auch. Ich konnte das über die Großeltern gerade 1:1 übersetzen.

Herr J: Wir haben beide Großeltern sofort gefunden.

Frau J: Es hat mich vieles an ein Buch erinnert, das mir sehr gefällt, geschrieben von Myla und Jon Kabat-Zinn. Myla ist Geburtsbegleiterin, Jon war Professor an der medizinischen Fakultät der Universität in Manchester. Sie zeigen in ihrem Buch, wie hilfreich es für Eltern ist – ganz besonders auch für Väter –, die Erinnerung an eigene Verletzungen in der Kindheit, »den Strom der Trauer«, zuzulassen und dadurch freier zu werden, um mit den eigenen Kindern neue Lebendigkeit zu entdecken. Das Buch heisst: »Mit Kindern wachsen. Die Praxis der Achtsamkeit in der Familie«.

Eine Bitte zum Schluss des Buches

Liebe Leserinnen und Leser,

wir sind sehr daran interessiert zu erfahren, wie dieses Buch bei Eltern von (vielleicht) stotternden Kindern, die wir nicht kennen, und bei anderen Erwachsenen ankommt. Wenn Sie mögen, schreiben Sie uns doch von Ihren Erfahrungen bei der Lektüre an eine der folgenden Adressen

Post: Dr. phil. J. Kollbrunner,
Phoniatrie, HNO-Klinik, Inselspital, CH-3010 Bern
E-Mail: juerg.kollbrunner@insel.ch

Falls Sie nichts Gegenteiliges dazu schreiben, werden wir uns vielleicht erlauben, in einer allfälligen zweiten Auflage dieses Buches Teile Ihrer Zuschrift – natürlich anonym – in das letzte Kapitel zu übernehmen.

Haben Sie aber bitte Verständnis dafür, dass wir persönliche Anfragen nicht beantworten können: Wir machen keine Ferndiagnosen oder Fernberatungen und für viele Fragen – zum Beispiel über Therapiemöglichkeiten – sind Fachleute an Ihrem Wohnort kompetenter als wir.

Stichwortverzeichnis

Abklärung, logopädische 79, 82
Abschwächung starker Gefühle
  32ff, 103, 110
absichtslose Zeit 96f, 125
Achtsamkeit 134
Aggression 48, 111, 118, 126
aggressiv-trotzige Gedanken 56
Ahnung unterdrücken 69
Alleinerziehende 79
Angst 32, 42f, 51, 53, 57, 62, 86,
  103, 105, 110
 – vor Erröten 26
 – vor Liebesverlust 66
 – vor Schuldgefühlen 19, 23
 – vor Selbstdarstellung 114
Ärger 16, 25, 32, 41, 67, 86, 97,
  103, 111, 124f
»Arschloch« 103

Bedürfnisse 33f, 37, 101
beleidigt 87, 131
Bemutterung 38
Bequemlichkeit 69f
Berufstätigkeit 105
böse sein 41

»böse Worte« 103, 125
böses Handeln 68
brav sein 43

»charmantes Stottern« 87

»Danke« 105
Denkknoten 39, 100
depressiv 28, 128, 131f
Dialog 44, 46
Drei-Generationen-Verständnis
  36, 67ff, 71–75, 88, 129, 132,
  134
»dumme Kuh« 103
durchatmen 92
Dynamische Stottertherapie 11,
  112

Egoismus 64. 67
Ehrgeiz 47, 105
Eltern
 – Abschied von den eigenen
   Eltern 74
 – beschuldigen 23, 122
 – fürsorgliche 36

Stichwortverzeichnis

- Idealisierung der eigenen Eltern 37, 67, 90
- ihr Leiden in eigener Kindheit 42f, 62, 67, 88, 72f, 104
- kränkbar, verletzlich 45, 103
- mit einer Stimme auftreten 106
- Reaktionen aufs Stottern 91–100
- Strafverhalten 47
- und Aggressionshemmung 49f, 64, 106
- und Enttäuschungen 45
- und Entwicklungsungeduld 48
- und Fehler machen ▷ Fehler
- und Kontrollbedürfnis 48f, 56, 129
- und Projektionen 62
- und Schuld 12, 63, 122 ▷ Schuld
- Ungeduld mit sich selbst 107
- verwirrende Verhaltensweisen 35, 62

Eltern schlecht machen 67, 130
Elternarbeit 84, 87ff
Elternrolle 12f, 36
Empfindlichkeit des Kindes 56
Erregung des Kindes 91
Erwartungsdruck 25, 46
Erziehungseinflüsse im Wandel der Zeit 47
Essen 48f, 53

Fachleute 82
- Adressen 109
- Hinweise für 10
Fachliteratur 18, 111–121
familiäre Regeln 29, 48
- und Gefühlsausdruck 9, 31
familiäres Ungleichgewicht 11, 23, 128

Familie
- und Anpassungsleistungen 59
- verzauberte (Familie in Tieren) 54
Familienalltag 86, 92
Familiengeheimnisse 50
Familiengeschichte 23, 61, 83
Familienklima 50, 107, 128
Familienleben
- dramatisches 50, 115
- normales 50
- und Zufriedenheit 105
Familienrollen 90, 101
Familien-Soziogramm 101
Fehler machen 12, 64, 96, 134
Fieber 27f, 89
Frecher werden 86
Freude 32, 86, 108

Gefühle
- als Orientierungshilfen 51
- Dämpfung 32ff, 103, 110
- starke 38
- und Hirnforschung 51
Gefühle bremsen 62, 103, 111
Gefühlsausdruck 29f, 31f
Gefühlsknoten 41–45, 49, 51, 71f, 88, 90, 100, 108, 127
Geheimnis 56
Geschwister 37, 53f, 59, 61, 88, 98ff
Gewalt 47, 99
Gleichaltrige (Peers) 88, 105
Grenzen setzen 13, 41, 131
Grenzerfahrungen 26
Großeltern 36f, 49f, 72f, 79, 88, 126, 129f, 134

H
Harmonie 12
Hass 42, 47, 49, 103, 125

Haut 120
hektische Momente 16, 92f
Hilflosigkeit 56, 103
Hirnschädigung 11, 62
Hund 16, 35, 53, 63, 66

»Ich« 45
Ich-Entwicklung 56, 87
Idealisierung ▷ Eltern
Informationen, weitere 109–121
Internetsuche 77

Jähzorn 37, 127

kommunikatives Verhalten 85
Kompromissfähigkeit 87
Konfliktfähigkeit 89f, 99

Lachen 50, 107
langsamer sprechen 92
Leidensdruck 25
Leistungserwartung 95
Leistungsfähigkeit, intellektuelle 46
Liebe 42f, 119
Lob 95, 105
LogopädInnen 82
Lust 32, 51, 108

Macht 29f, 36ff, 106
Meinung, eigene 95, 106
Missbrauch 30, 74
Misshandlung durch das Kind 99
Moralisieren 47
Mücke oder Elefant 15, 32, 96
multikausale Ursachentheorie 19
multimodale Therapien 19
Mutter
– ehrgeizige 113
– unsichere 113
– und Initiative 54
– und Überfürsorglichkeit 54f

Nachgeben 39, 69
Nachsicht 70
Nähe und Distanz 102
Naturmethode 21
Nein-sagen 30, 110
Nörgeleien 49, 98f

Optimismus 131f
Ordnungsliebe 98, 105

Paargeschichte 71, 105
Paartherapie 133f
Partnerschaftsgespräch 79, 93
Perfektionismus 47, 105, 131
Persönlichkeitsentwicklung 116ff
Prädispositionen 24, 27
Projektion 51, 62
Psychoanalyse
– der kindlichen Rolle 116
– und Spieltherapie 115
Psychodynamik des Stotterns 57, 112
Psychosomatik 24, 73
psychosomatische Beschwerden 9, 12
psychosomatische Erkrankung 28, 61, 70, 90, 107
Psychotherapie 91
Pünktlichkeit 98

Ratschläge, »gute« 16, 91f
Recht auf eigene Meinung 95
Regel zum Ausdruck von Gefühlen 31
Respekt 40, 42, 52, 93

Sauberkeit 98
Schamgefühle 77, 87, 114

Stichwortverzeichnis

scheu, schüchtern 53, 111
Schimpfworte 34, 103
Schmerz 42, 96, 108
Schmerz der eigenen Kindheit 38
Schmunzeln 107
Schreibkrampf 26
Schuld 12, 23, 36, 65, 122, 125ff, 132
- Definition 68
- der Großeltern 73
- oder Ursache 71
Schuldgefühle 12, 16, 19, 23, 32, 37, 39, 41, 62–71, 88f, 96, 104, 107, 114, 122, 125, 134
- als Zeichen eigener Schuld 68ff
- echte, authentische 68ff
- sozial gelernte 66ff
Schweigen 34, 39
Schwiegereltern 50
Selbstentfremdung 43, 51, 53
Selbsthilfegruppen 21, 77
Selbstsicherheit 90
Selbstvermeidung 60
Selbstvertrauen 29, 42, 95, 106
Selbstverwirklichung 117
Selbstvorwürfe 69ff
Selbstwertgefühl 43, 90
sich beruhigen 91f
sich entschuldigen 95
singen 97
Soziogramm der Familie 101
Spieltherapie 84, 86, 115
Sprachheilpädagogik 109
SprachheiltherapeutInnen 82
Sprechen als lustvolle Tätigkeit 115
Sprechübungen 11, 87
Sprechunflüssigkeiten 17, 80, 85
Sprüche, dumme 98

Stärken 88, 90
Stottererwartung 25
Stotterexperten, stotternde 19, 22
Stotterfreiheit 25, 89ff
Stottern
- Abklärungsstellen 76
- als Beziehungsstörung 27
- als Identitätsstörung 27
- als psychosomatisches Problem 23ff, 83
- als Symptom 11, 89, 128
- Auslöser 59
- Beginn (Alter) 29
- chronisches 85, 89
- Definition 61f
- Häufigkeit 17
- mit dem Kind darüber sprechen 94
- Reaktionen der Eltern 88
- Situationsgebundenheit 24
- Theorien 18, 22
- und Affekt 113
- und Geschwisterstellung 60
- und hirnorganischer Defekt 62
- und Rückfälle 60
- und Selbstbezogenheit 26
- und Vererbung 24, 62
- Ursachen 11, 18f, 22, 24, 76
- Ursachen verändern 100–108
Stottern als Fieber 27f, 89
Stottertherapie, dynamische 11
Streit 12, 49, 90, 106, 119, 131

Therapieerfolg 89
Trauer 32, 42, 51, 67, 74, 86, 103, 108
Trauerarbeit 74, 130
trösten 96
Trotz 38f, 54, 88

Übungsverfahren 11, 83
undankbar sein 67
Unehrlichkeiten 69
unendliche Suche 77
Unzufriedenheit 38, 49, 105
Urgroßeltern 68, 73
Ursachen 11, 18f, 22, 24
– verändern 100–108

Väter 78, 99
Vererbung 11, 62, 128
Verhaltensknoten 39, 51, 72f, 90
Verhaltenstherapie 18f, 72, 83, 87
Verschleierungen 69
verschweigen 34
Versöhnung 132
Versuch und Irrtum 12

Verunsicherung 80
verurteilen 23, 65
Verwöhnung 40, 99
Vorwurfshaltungen 53

widersprechen 86, 129
Wiederholungszwang 72
Wirklichkeit 120f
Wohlergehen der Eltern 33, 43
Wünsche 29, 33, 74
Wut 25, 29, 31f, 38f, 43, 49, 51, 61, 67, 103, 111, 125

Zeit, absichtslose 96, 125
Zeitversprechen 92
zuhören 44
Zukunft, rosarote 95f
Zukunftssorgen 39, 46, 92
Zurückweisungen, versteckte 47

Notizen – Gedanken – Beobachtungen

Notizen – Gedanken – Beobachtungen